U0213920

李兆生 著

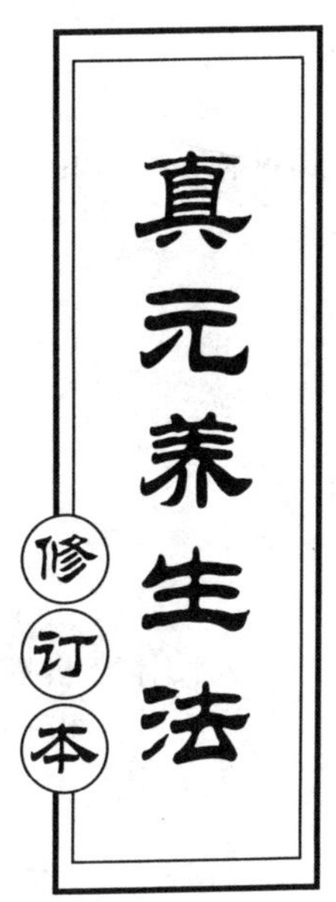

人民体育出版社

图书在版编目（CIP）数据

真元养生法 / 李兆生著. – 修订本. –北京：人民体育出版社，2019（2021.3.重印）

ISBN 978-7-5009-5388-3

Ⅰ. ①真… Ⅱ. ①李… Ⅲ. ①养生（中医）–方法 Ⅳ. ①R212

中国版本图书馆 CIP 数据核字（2018）第147039号

*

人民体育出版社出版发行
三河兴达印务有限公司印刷
新　华　书　店　经　销

*

850×1168　32开本　5.5印张　125千字
2019年5月第1版　　2021年3月第2次印刷
印数：5,001—6,500册

*

ISBN 978-7-5009-5388-3
定价：33.00元

社址：北京市东城区体育馆路8号（天坛公园东门）
电话：67151482（发行部）　　邮编：100061
传真：67151483　　邮购：67118491
网址：www.sportspublish.cn
（购买本社图书，如遇有缺损页可与邮购部联系）

目 录

第一章　真元修真法简介

真元修真法即九脉合真后“一脉真谕”的宗系嫡传，古传之全称为“三界修真法、万乘统元功”。三界指天、地、人，亦即指自然界中高层次的、低层次的以及中间层次的。其修真之法均为修持自己体内之元气。万乘是指功夫当中有中乘、下乘、下下乘、上乘、上上乘等不一而足，就以万乘为计，也都离不开元气。离开元气的修持，就不是功夫，也不是武学，更谈不上修真。

真元修真法是数百年前我们先人归纳出的一条修真捷径，是圆融三教的系列修持锻炼方法。

因该功法系儒释道三家功法的综合系列修持，内容丰富、各有阶段，不能一言以蔽之，故取义而概括，用“真元修真法”为名，以窥其密，弘为广传。

由于前述历史断代原因（详见《真元宝笈》国术史实·九脉合真），真元修真法自清代以来一直隐于江湖、鲜为人知。1984年，该法复出，方将历来不传之秘、仅限代代口传心授之功法，陆续公诸于世，以期将此“一脉真谕”之种子撒在我神州大地。

内功气化之修持，于我神州大地历经沧桑，数千年而不衰。随着光阴的流逝，师承相袭，诸门支派，名目繁多。剖其实质真髓，则又不出以修持为过程，以成就为目的。

“真元修真法”是以“培元筑基”“修真元以养太和”而达到修真目的。在修持的过程中，根据不同的修持方法，得到不同的效益。

经过上有师承、下有所授的实际体会，深知古人创此修持行功用心之良苦，深有内涵，可谓大哲先仰，以示天下。渊源推之既久，功法规模求全。动静诸法，远追秦汉，近袭明清，有成就者不乏其人。睹之近则师承，亦有证真，足以见其法衡准、规距、不易。

秦汉时期，除丹道之术外（当时好道者多，得道者少，外丹兴盛，内丹则未能广传），留存至今的修持之桩功各有千秋，虽古朴无华，简捷易行，但其内涵深刻。流传至今的武林之内功“云雾桩”“北齐佛子四势”，团练内气，合于自身经脉之运化，行功于朝夕子午，“纳四时之正气”“结聚天罡元气”，外行金刚之力，坚如铁石，内以气机外注，行吞吐往来之法，开厥阴真窍，气出劳宫，此功孕育出后来道家的“虚弥神掌”。

唐宋之际，行功修真，风习日炽，故而成就者多，行功久注，流传世上。丹道修持思想在当时思想领域中有很深的影响。

晚唐宋初，长睡之寿仙陈抟老祖泄出卧功隐秘，行功之中，“长饮玉液，久藏金息，呼丁甲至，真吾出于金顶，神游八极”，不计岁月流逝。虽为卧姿，却行内功丹道。留存至今之睡功卧功，“罗天养真桩”“碧落游仙七姿”，皆是此密之流。此术蕴于武途，内密行针，说破“元真出游之秘，道出真元飞腾之举”。

“三丰道人”开后来内家玄奥，功法一统而下，合于丹道，化以修真，引出内家功法。

宋元以后，三教归一，行全真之法。以至近几百年间动荡纷纭，诸家兴起，功法行持各异。

真元修真法，其内容出于道家的采气全形，为炼丹化形之上乘功法，释流入静参禅开慧证真的弘深之术，儒教易注寰中的浩然之气。可谓集神州之养生丹道，国术内功及文化艺术共冶一炉，保存了传统功夫的风貌，理法精透，内涵隐密，便于系统地学习研究。

这些内容不仅在修身、武技、内功运化等方面有独到之处，即便是医治诸种疾患，开发真如智慧，亦独具一格。有志于研习者可达彼岸。

修真的功法就层次而言，分有阶段，限期取证。以传统的修持方法而立身，以修真气化为本。其内容包括内功采气练形、阴阳调合之法；修禅定、运法轮、金锋日显、律吕声象等静中自悟的开慧证真和内景丹道学，以及武轮内功、奇兵器械、国术散手等内容。这些行功皆以自身元气为基本因素，通过一定的修持方法和行功的手段，培育生华，积久呈真。是由浅入深、逐级深入的三教修真之术。

真元修真法中的初步行动，是由筑基的修墙补屋入手，采气充形，以全先后天之妙。在行功中真气充盈、通于景道、太乙气化，循于子午周天，通其中脉、倒运阴阳合于自身。继而使元气冲腾，开顶证法，使一气升腾冲至颠，三花飞举。或以丹家内景观妙，无中生于有象。

长期行功，筑基坚定方能转入修真阶段。这个阶段在气化状态下，进而开发智慧，延年可期，享四时之快乐，化阴阳之玄奥，法境长显，身心俱泰，人天同易，法境同缘。到了这个境地，功力坚实，已经证道而得修真之妙。

修真功法的特点是：内外双修，性命同证，文武齐驰，理法精透，体用如一。

动功的修持，可由简单的练形术、导引术、纳气行真、以气运身，达到修墙补屋，强健身心。继而行持，可转为气力合一，演化出国术散手、器械、剑法、阵法等较高层次的武林内功。

桩功，从健身治病的基本功法开始，筑基培元，循经走脉。

内功中将此段行功称为必修功。修身炼性合于武技，有高深内功的修持则称为专修阶段。以行阴阳之术运遍周身，聚则呈形，散则成气，调自身水火交宫，即进入修真的更深层次——精进归一阶段。

静功的内容从静功入坐开始，入手于清静归一、河车搬运，后转为圆通证法、丹砂合于显密、火乘金相、口诀结合指印等有层次的修持过程，以进入元真飞举、人我同象、万品同形的高级境地。

卧功的内容，由修墙补屋、育华养真的行功开始，使之转化为静功的各种层次。用姿势来调整气脉，运化精、气、神三品，以配合达到静定飞真的温养行功。

第二章　小炼形功

概　论

内功的锻炼，按照传统的修持阶段，是先练动功后练静功。先练动功是通过运动的方式，打开周身的关窍要道，以利于真气在体内运行。体内的真元之气像流水一样，按照水流的渠道遍布周身，这个渠道内系人的脏腑，外通人身肢节、骨骸、皮肉，即是古人在传统的祖国医学中所言的经络。练功的初步则是宣和气血，疏通经络，继而达到练功的目的。

炼形之法有内外之别，外炼形以强壮筋骨为主，内炼形以分经流注为主。内外导引炼形系属动功，根据不同的环节，每个人的不同状态，施之某种特定的练功导引法。

形乃人之体魄，炼为改变身心之过程，炼形二字是具体通过特种锻炼的方式方法，使身心体魄得到应有的改善，从而达到预期的目的。这种特定手段，我们称之为炼形术。

导引是在炼形的同时，改变人身内载之潜能，使经络、脏腑、筋骨、皮肉、毛发等部位，随着功法的变化得到应有的改善。

导引炼形术，又有大小之分，大的导引，是指周身十二正经，八脉奇经、微、孙、毛络的周经运行，如小周天、大周天、子午交宫、错转阴阳、逆运周天、河车倒转等，都属于这个范畴。小导引是根据不同的需要，专经导引、分经流注，单一脉络的阴阳循经。

导引本意又有内导引、外导引之区别。内导引是指自己内身导引，外导引是施法于人，给他人做导引。有一定基础的练功者，可以在导引的过程中改换经脉。

我们所介绍的导引术、炼形法，是以传统的练功形式出现的，在武技上有独特的功效，在自身保健治疗上也有宝贵价值，而在内功显化方面，也有不同于其他功法的表现。动作简单，有一定程度的寓意，学者可在练功中体会。

小炼形功法源于古代的导引术，是祖国道教功的辅助功法。炼形是道家用来改变身心的具体体疗方法，分为大炼形、小炼形。

功理是以调动内气、顺其自然、分宫剖析等方法，外炼筋骨皮肉，内凝真元精气，调动营卫之气，对症导引，疏通经脉快，效果显著。

由动功入手的小炼形功法，每个动作都有其特定的功效，并且按照固定的程序进行，以达到预期的效果。这就是向大家交待介绍的内容。这种简单易行、随手奏效的小功法，古人称之为小炼形。顾名思义，是通过锻炼的手段，达到调节人身的形体过程，这个过程就是小炼形的修持过程。小炼形功法针对性很强，它先通过局部合理、有节奏的运动，来打通练功过程中较难畅通的经脉穴道，然后进行局部的气机循环、导引，使练功之人短时间内能尽快调正气机，进入正常的内功锻炼。如“金锋抖肘”，动作简单，只通过阴阳手的转换，两臂向后抖动及肩关节的滚转力，就调正了膻中、夹脊、大椎、肩井、云门、章门、期门等穴道，并活动了内脏，调整了呼吸，扩大了胸肺容量，使人身体的上半部得到改善。“跨虎横云”及“提龙腿”，又通了命门、会阴、涌泉等穴道，调节了足三阴、足三阳的气机交注，注重疏通下肢的经穴脉道，使气机左进右出，右进左出，以利于下半部行动。“摇身掌”是通过拍打、振动的形式，进行全身调节，使膻中、夹脊、丹田、命门等穴，通过掌的发力产生振动与共鸣，并迅速向外扩散，使阳刚外越，是调整周身气血循行的最佳方法，而且又是强壮筋骨皮肉的一种排桩办法。“醉翁扑蝶”“虚弥振翅”“一柱擎天”“弥天架彩”等动作是通过自身的牵引及扭转来调节周身的筋脉，提高了人体的柔韧性及内在素质，使人矫健、灵活。通过导引开通了周身的经络，达到气与力合，为内功运转、武技演化奠定了基础。

小炼形的作用还有哪些呢？除了功夫的锻炼以外，对日常生活当中出现的一些多发病、常见病具有一定疗效。通过肢体的活动，使身体各经脉、气血得到调整，改善体内的阴阳气脉流注循环，使其达到平衡，这样人的体质就得到增强，疾病就会慢慢消失。人的身体发病都是经络气血失去正常循环、失去平衡造成的，这是祖国医学中的基本概念。

内功的锻炼逐渐被人们接受，被人们所喜爱。内功是我国文化中的瑰宝，是我们的先人在多年的练功实践中总结出来的，是不可多得的宝贵经验。

第一式　金锋抖肘

金锋抖肘一式，由两臂掤起、掤手展动、掤手照面、双仰托掌、金轮交注、金锋抖肘、穿掌前移七个动作组成。

〔功效作用〕

此功应用内气自然抖动，可疏通经络，活动前胸、后背、双肩的关节。

通过手臂所发出滚转力的运动，直接打开膻中、夹脊两大要穴；增强胸腔脏腑的活动，调节手三阴、三阳的气脉循环；促进内力运转。

〔名词注释〕

“金锋”是指手太阴肺经的内景在行功中的说解，祖国医学认为，肺在五行中属金，肺为五脏之华盖，位在最上，其色白，其形圆。故气机交注谓金轮。抖肘武技合于肺金，金从革为刃，故此为金锋。

〔行功图解〕

预备势

自然站立，两臂下垂；头要中正，两眼平视前方；身体成一直线，百会与会阴相合；两腿站直，不得弯曲，足距与肩等宽；全身放松。（图2–1）

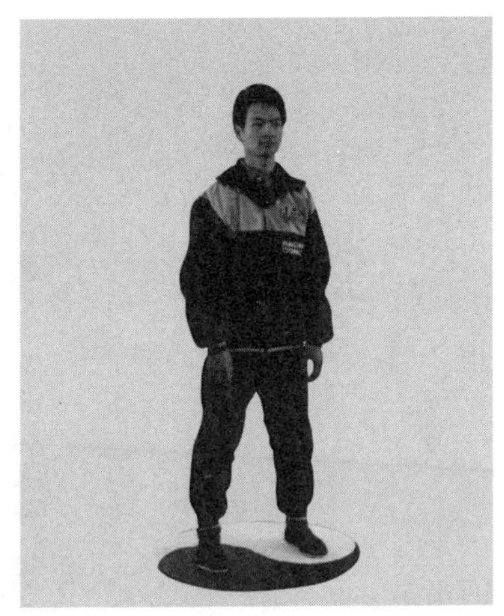

图2-1

1. 两臂掤起

两手掌同时展动，以中指为中线，转腕带动前臂，手背向前，掌心向后；两臂向上抬，内含掤劲，两臂自然运动。（图2-2）

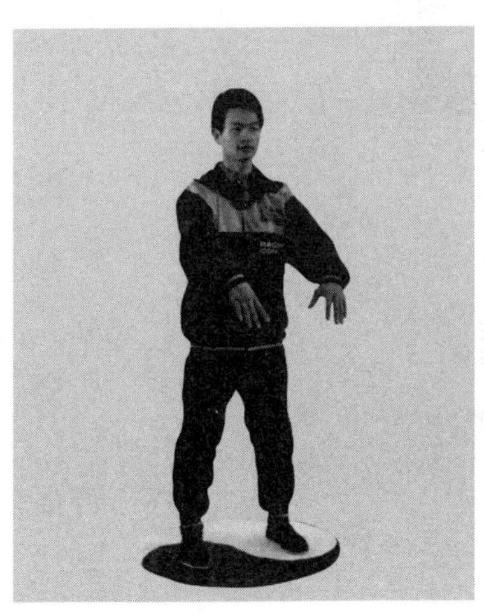

图2-2

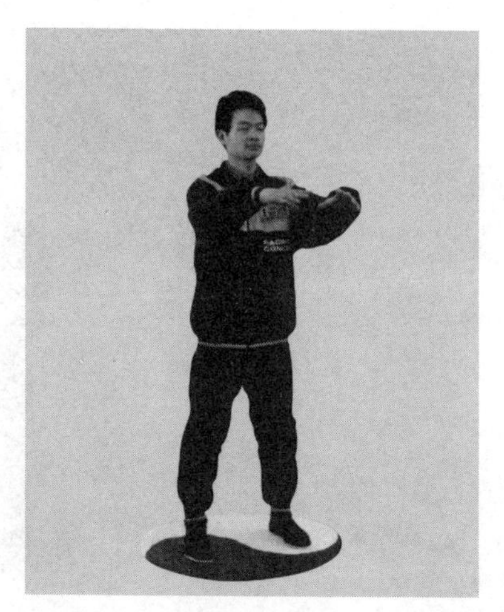

图2-3

2. 掤手展动

两臂化掤力上抬，臂抬平则止；两手吊腕而起，手要舒松自然，十指下垂。（图2-3）

〔武技〕

以反背摔掌向前击敌。

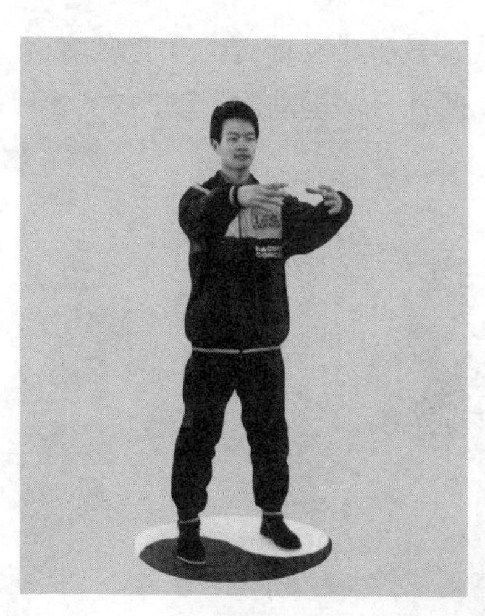

图2-4

3. 掤手照面

掌心向下，两臂抬平，转腕摔掌，十指与膻中相对。（图2-4）

〔武技〕

反背摔掌落，力发掤、挤之劲。由之分为“单、双封侯”之式。即武技中“封侯挂印”。

可化为掸手、锁喉、切掌、排崩、切腕等法，以应敌进击之来式。

4. 双仰托掌

手臂向外滚转，以臂带动腕，翻转双掌，十指向前，掌心向上，肘微下沉；掌如托物状，形成双托掌。（图2–5）

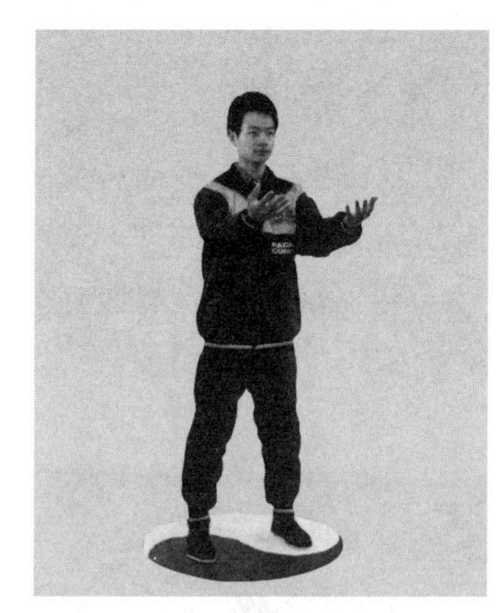

图2–5

〔武技〕

化托掌意欲前穿，用穿掌击敌，或锁喉、击面，或化机式以图变化。

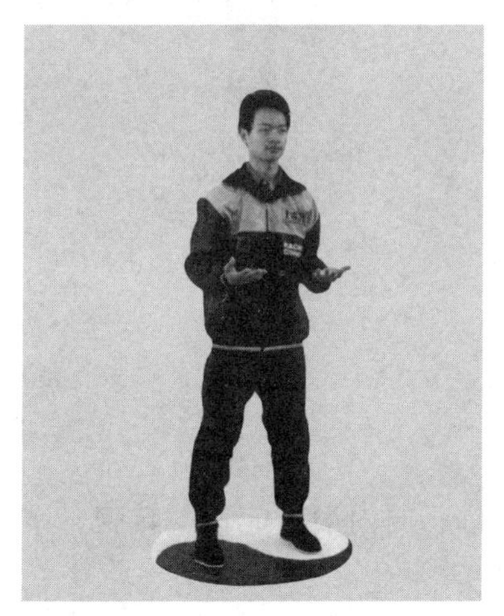

图2–6

5. 金轮交注

继上势。拇指外展，两掌分开尺许，肘向后移动。（图2–6）

6. 金锋抖肘

①上势不停。肘向后击出。（用前臂转腕时所发的滚转力。图2–7）

②两臂抖动，两肘向后发击力移动；随之胸腔、两臂得到锻炼。（图2–8）

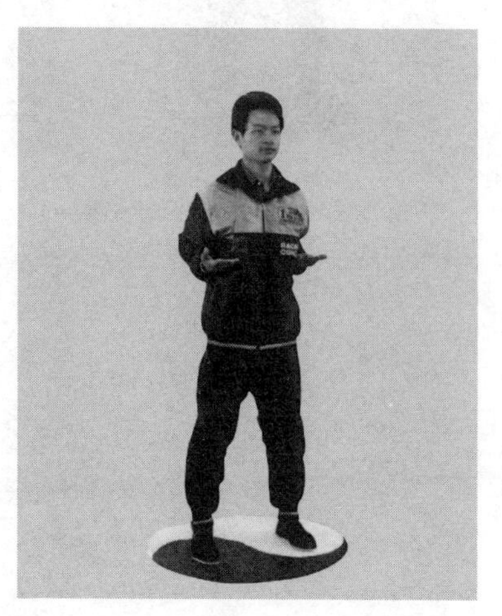

图2–7

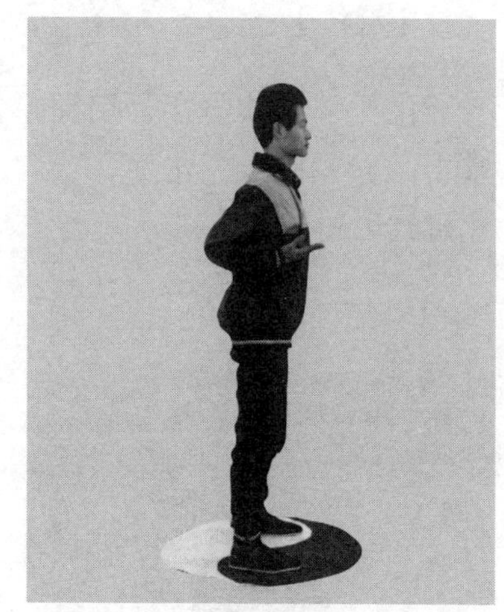

图2–8

7. 穿掌前移

①向前移动上臂，带动两肘前行；向内滚转前臂，转腕，掌心向下，十指向前作穿掌。（图2–9）

②两臂推动两掌，十指化穿掌（图2–10）。取掤手照面动作，向后往返，滚转前臂，复将肘击出；（参照图2–4～图2–8）

按图2–4～图2–10反复运动。

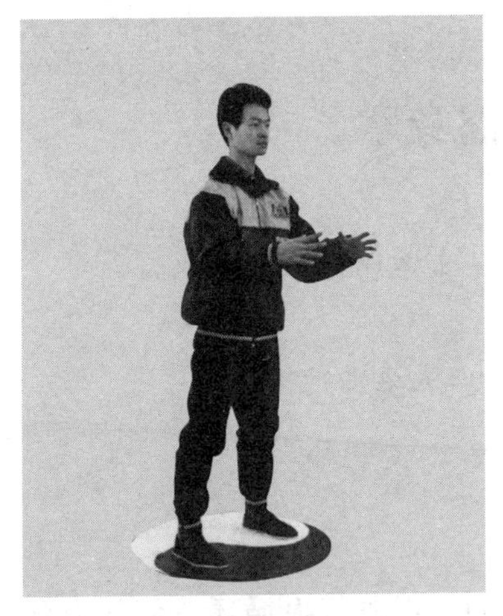
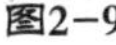

图2-9

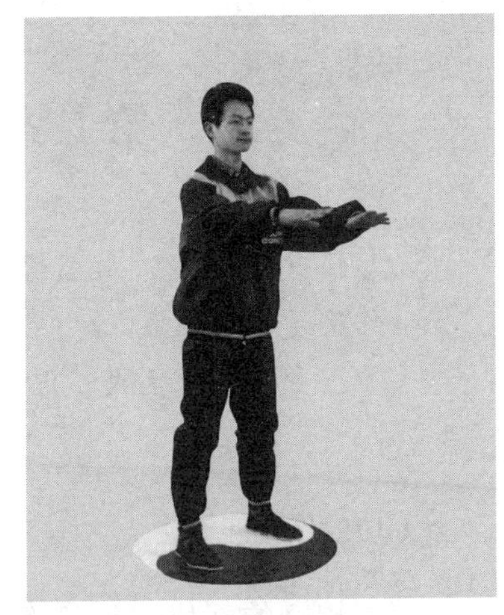

图2-10

〔内景谱文〕

天心地轴隐金风，道妙循环十二经。
上通太阴起大指，滚转小臂裹金风。
金气长彻太乙道，真元久固紫微宫。
金风渺渺发云门，玄华内执玄英中。
三阳并起通真力，两肘崩击见神工。
尺挠二骨应机转，掌上五指随缘应。
周身威然金气爽，阴阳升降产玄通。
反复抖动应神化，后系肩背前展胸。
中起真脉达天地，下注海底上金顶。
顺通八极运四歧，内运三昧聚二瞳。
环中真髓曾悟道，神执丹道心炼形。
道妙神光明故里，一轮月魄正高升。

第二式　摇身掌

摇身掌一式，由荡臂而起、击掌而落、荡臂反弹等动作反复运动组成。

摇身掌分为主式、化式、余四式运动行功。

〔功效作用〕

随着拍打的部位达到锻炼的目的，促进气血循环，使气力合一，调节运动频率。增强内气交流循注，壮元气，开通关窍，疏导任督二脉。主要开通丹田、命门、膻中、夹脊，用动功打开行功的三关九窍，达到水火既济的内景（命门、夹脊属督脉，膻中、丹田归任脉）。

〔名词注释〕

“水火既济”出于周易坎宫第四卦。祖国医学、传统修真隐语把人身中的气脉分为阴阳，任脉属阴，督脉属阳。先天肾水为坎水，命门真火为阳火。又指，心为离宫为火，肾为坎宫为水。既济是指阴阳气脉调合到最佳状态，心火下降，肾水升腾，心肾二气相交。

〔行功图解〕

预备式略（详见金锋抖肘图2–1）。

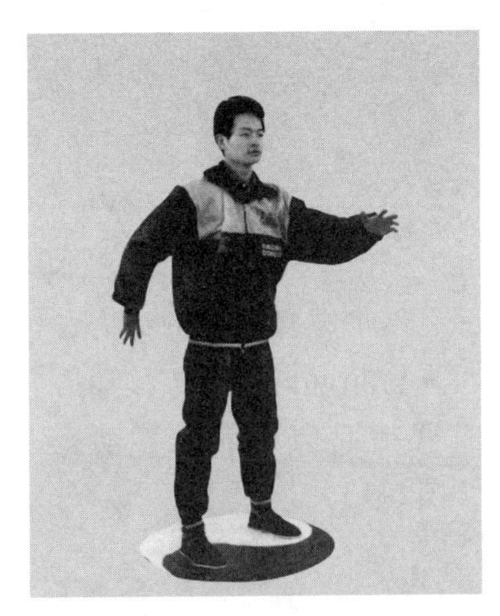

图2-11

1. 荡臂而起

两臂以舒松、活泼之力，由腿侧前、后摆起；右臂向身后腰背处移动，左臂向身前丹田小腹移动；左右臂同时运动，全身协调一致，灵活自然。（图2-11）

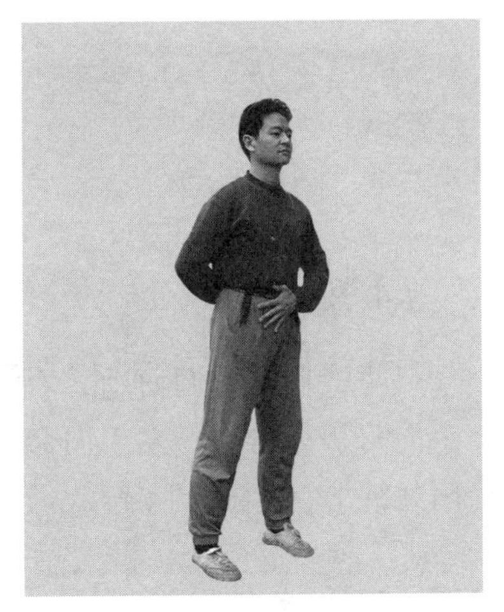

图2-12

2. 击掌而落

左手继前动作不停，落于小腹丹田处，右手继前动作不停，以手背击落在命门腰际处；左手为单摔掌，右手为反背摔掌。（图2-12）

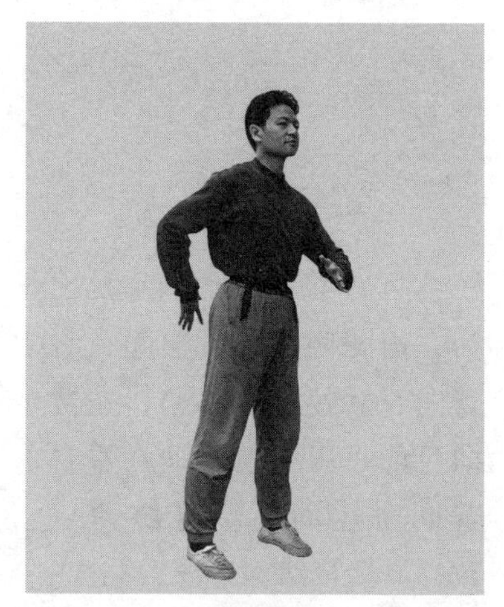
图2-13

3. 荡臂反弹

借击在身体上的弹力，将左臂抬起向左后方移动，右臂抬起向右前方移动。（图2-13）

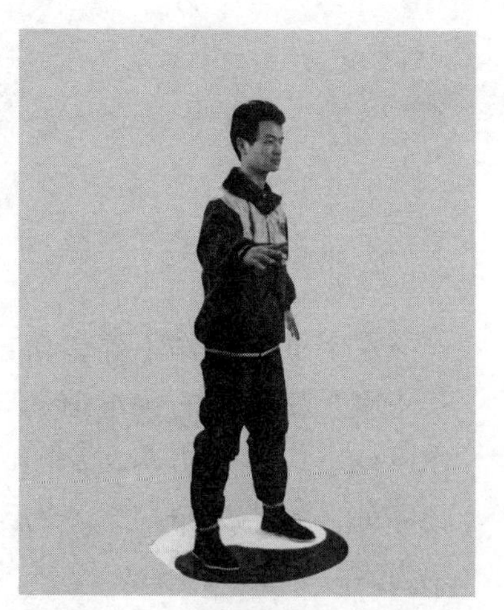
图2-14

4. 荡臂而起

两臂自然协调而动，右手向丹田处击去，左手向命门处欲击。（图2-14）

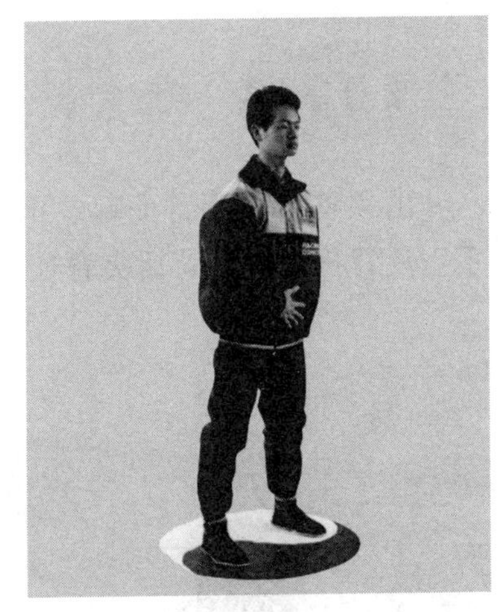

图2–15

5. 击掌而落

右手击在丹田处，左手击在命门处，然后两臂荡出。左右手反复运动。（图2–15）

化式：

两臂荡臂而起，击掌而落打在肩头；后击反背摔掌于命门腰际。（图2–16、图2–16附图）

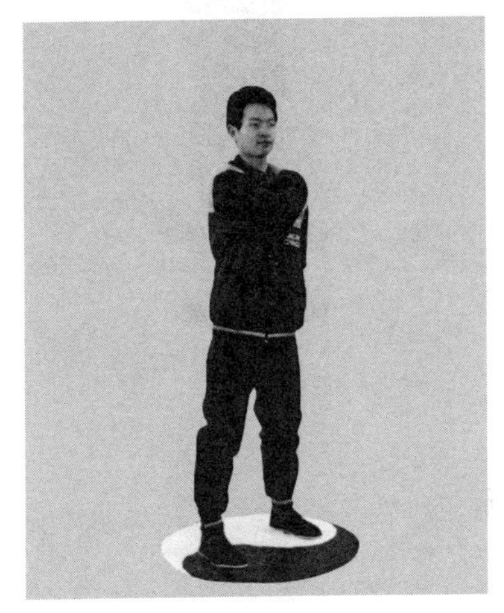

图2–16

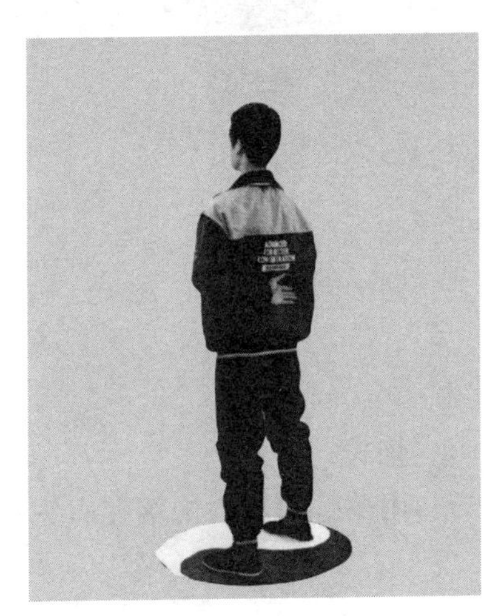

图2–16附图

摇身掌1式

由预备势至荡臂而起、击掌而落，前手击在胸前膻中处，后手用反背摔掌击在背后夹脊处。（图2-17、图2-17附图）

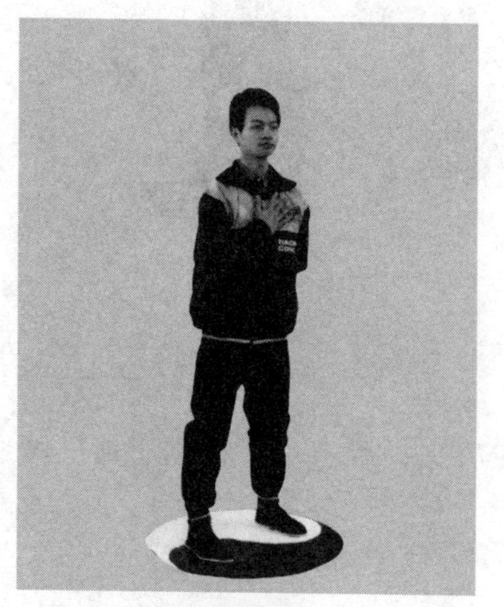

图2-17

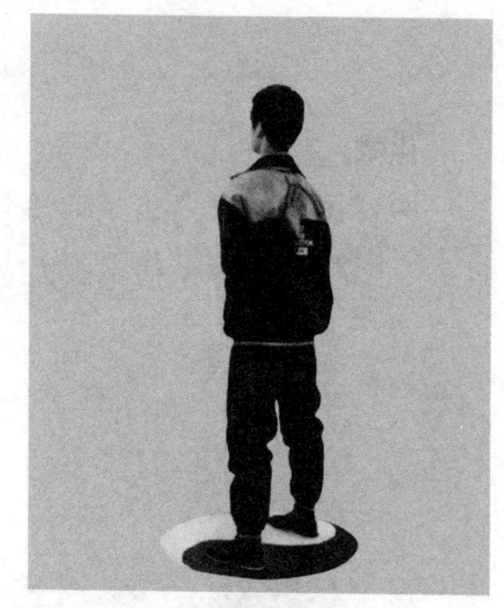

图2-17附图

化式：

由荡臂而起，击落在肩头、夹脊。

摇身掌2式

反背摔掌

预备势起，两臂参差向身后移动，左右手交替，反背摔掌击落在背后腰际命门处。（图2–18、图2–19）

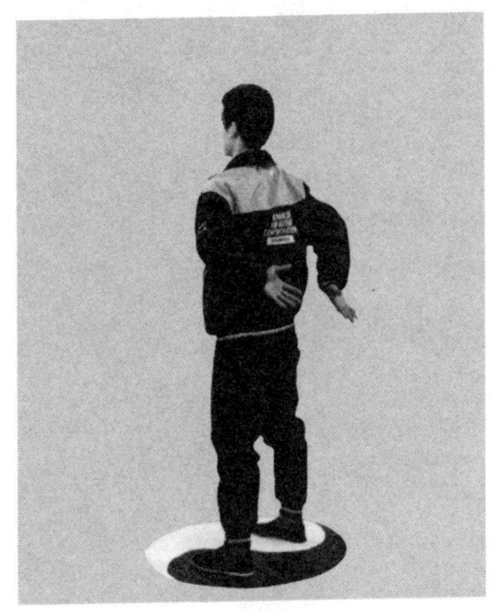

图2–18

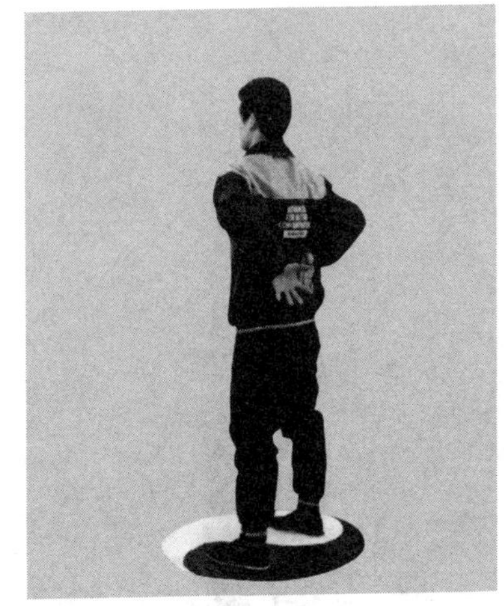

图2–19

摇身掌3式

1. 荡臂而起

由预备势，两臂向左右张开，松静活泼而起。（图2-20）

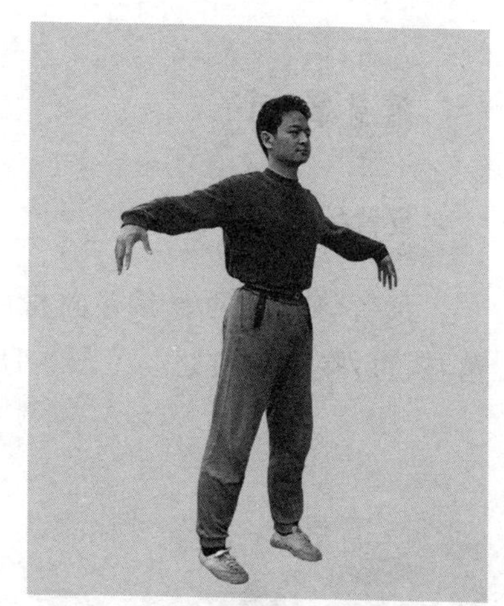

图2-20

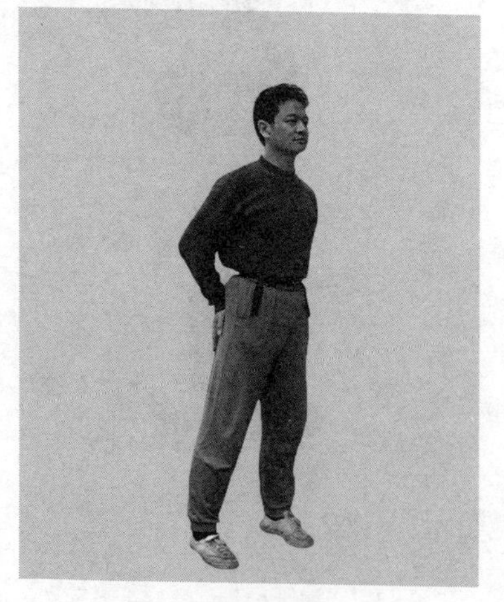

图2-21

2. 击掌而落

两臂同时向下落，两手掌击在两胯之环跳穴。（图2-21）

摇身掌4式

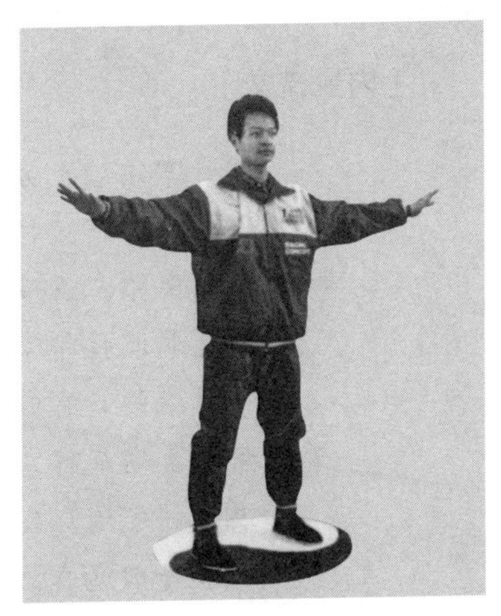

图2-22

1. 双掤撩掌

由预备势，两臂向左右张开，松静活泼而起，臂发掤力，以撩掌而动。（图2-22）

2. 击掌而落

两臂同时向下落，两手掌击在腿侧，中指对准风市穴。（图2-23、图2—24）

反复运动。与前式交替进行。

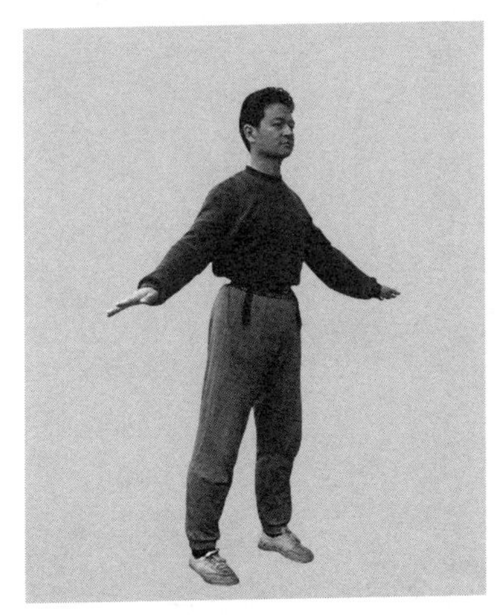

图2-23

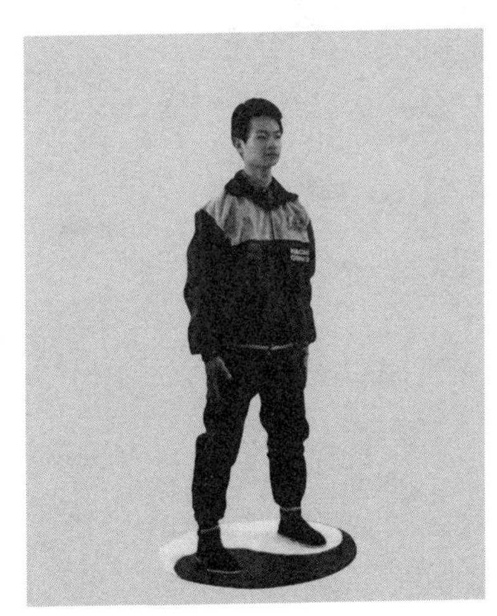

图2-24

〔内景谱文〕

摇身掌法妙无穷，二臂纷飞掌击宫。
上形肩背浑腰转，后起灵台旋精工。
高齐大椎三五节，下彻日月两侧中。
前置胸间挂印掌，并击云肩左右峰。
荡臂滚弹丹宫旺，真气随形妙更生。
命门真窍反捽掌，中指齐标风市同。
混元一气连环发，上下错杂交宫行。
内合丹田通真力，应在武技运化中。

第三式　跨虎横云

“跨虎横云”分为三式练习。一式是移动重心，外展足、内扣足的运动。二式是在一式的基础上大跨步，喻之为飞身跨虎。三式是加大幅度演练，为跨虎横云。

〔功效作用〕

通过动作的反复运动，专门调节足的三阴经脉、三阳经脉的气机交注，通其经络，活动腰、胯、膝、踝关节，以冲开会阴（即海底、至极）的要穴，主要调节腿的功能，使气机能降下来。

〔名词注释〕

“跨虎横云”，为内功的隐语。虎为血光之神，为意。跨虎，指通过练功修持的方法，来调节自身的血脉流注，以意行功。横云，指其变化如云，无定姿之意。武技中另有内涵。

〔行功图解〕

跨虎横云1式

1. 重心左移

重心向左移动，将左脚踏实，右腿顺势前掌离地抬起，右脚脚跟着地。（图2–25）

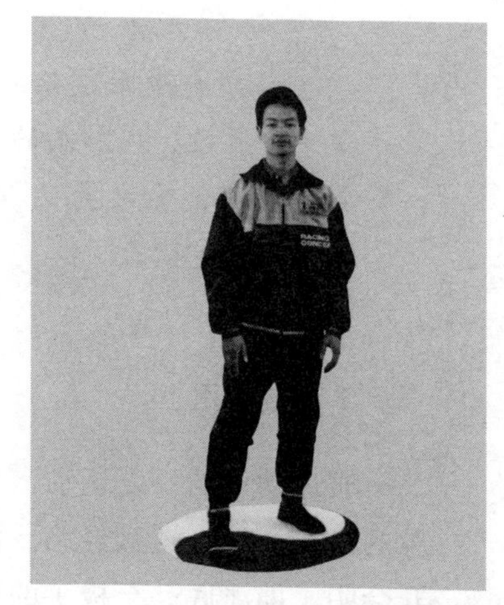

图2–25

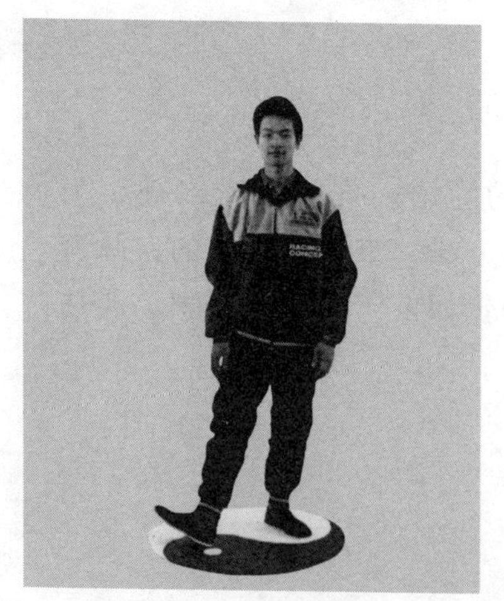

图2–26

2. 右足外展

以右脚脚跟为轴，右脚脚尖外展翘起，左腿顺势自然弯曲。右脚外展至极限。（图2–26）

3. 右足内扣

以右脚跟为轴，脚尖内扣至极限，复之以右脚踏实，以左脚脚跟为轴，外展至极限，然后内扣至极限。重复动作，以左足踏实，外展右足。重心随动作移动，交替进行。（图2–27 ~ 图2–29）

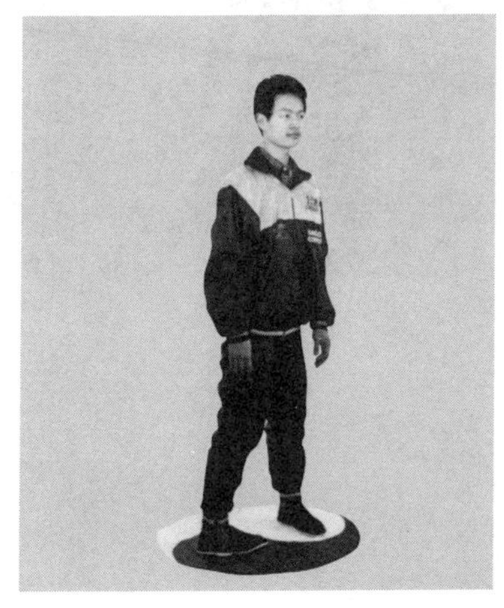

图2–27

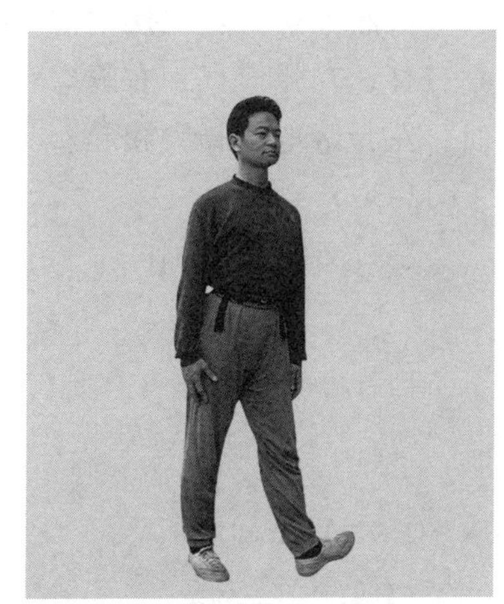

图2–28

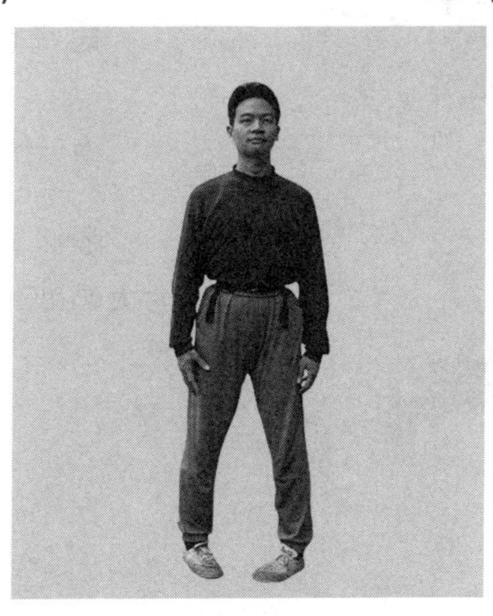

图2–29

跨虎横云2式

飞身跨虎

大跨步，以适宜为度；两手自然下垂，随之摆动重心右移；左腿伸直，右腿弯曲，左脚落地，脚尖翘起。（图2-30）

左右交替反复动作。

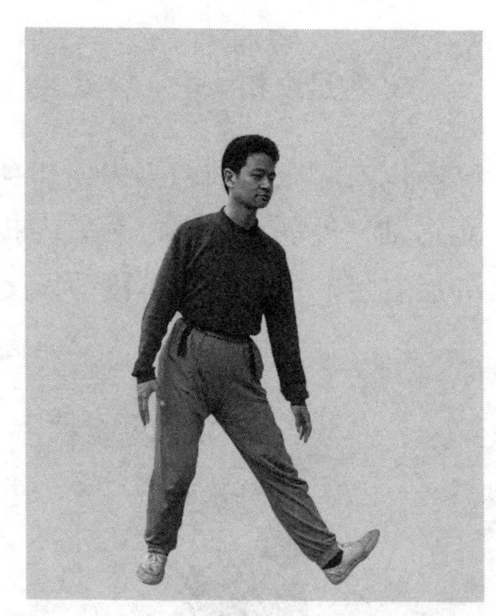

图2-30

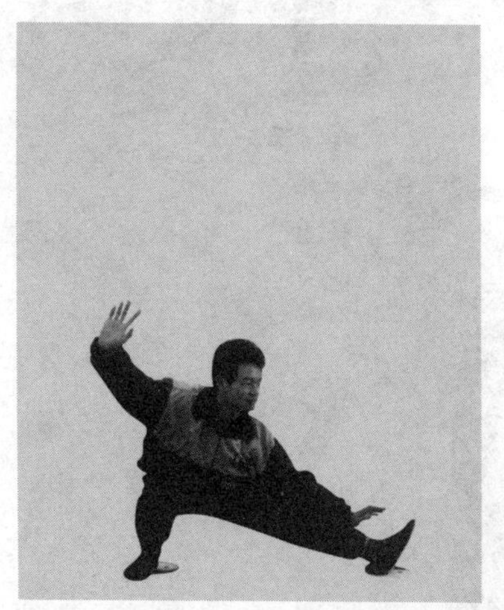

图2-31

跨虎横云3式

横云伏虎

继2式之飞身跨虎，而后大幅度练习。（图2-31）

〔内景谱文〕

飞身跨虎纵云横，三阴三阳展足踵。
里展大趾阳刚化，外展小趾阴气生。
左右旋转通经脉，中越海底三华峰。
三阴三阳共造化，真气流行正六经。
升降偏沉源一理，左右循经一般同。
上达金锋摩真顶，下彻真如六合宫。
横云跨虎运筋骨，跨虎飞身势腾空。
道妙玄化真物理，腿法身姿隐真形。

第四式　提龙腿

此式简单，是“提龙吊足”转化为“蛇弹”的腿法。此为动功一式，后有站桩一式为“黄河置足”。

〔功效作用〕

由简捷易行的运动开始，活动腿的关节，达到调顺气机，以顺阴阳之道，打开涌泉穴，以利内景交注，合于自然。

〔名词注释〕

提龙腿：提龙二字源于内景中的气机交注，阴阳经脉的气机交注往返循环，形成一个太极周经，阴极而生阳，阳极而生阴，往来势如穿梭，势若蛟龙。提龙者喻阳气升腾之意，通过修持炼化纯阳之健。

〔行功图解〕

提龙腿1式

预备势

详见“金锋抖肘”（图2-1）所示。

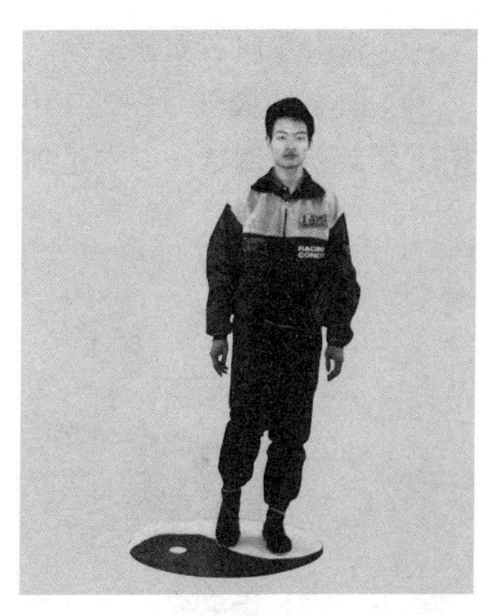
图2-32

提龙腿

①重心移在左腿，右脚脚尖点地，右膝弯曲。（图2-32）

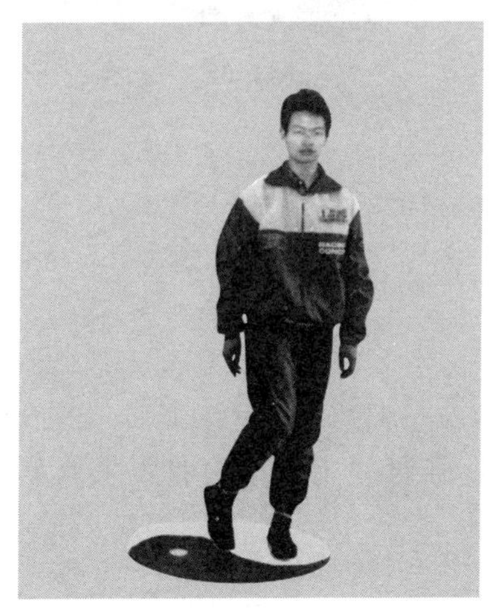
图2-33

②右膝向左侧移动，右脚尖点地不离，随之自然动作。（图2-33）

③膝由左向右划弧运动。（图2–34）

④向右至极限（图2–35），然后恢复①右膝左移。①至④动作反复运动划圈数次。右足尖不离开地面（左右腿交替行功）。

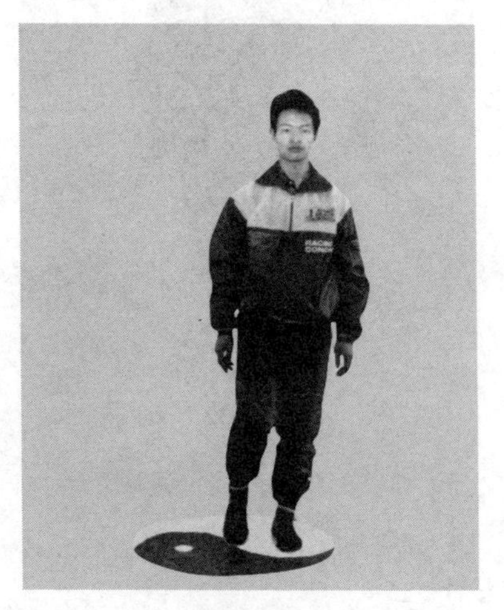

图2–34

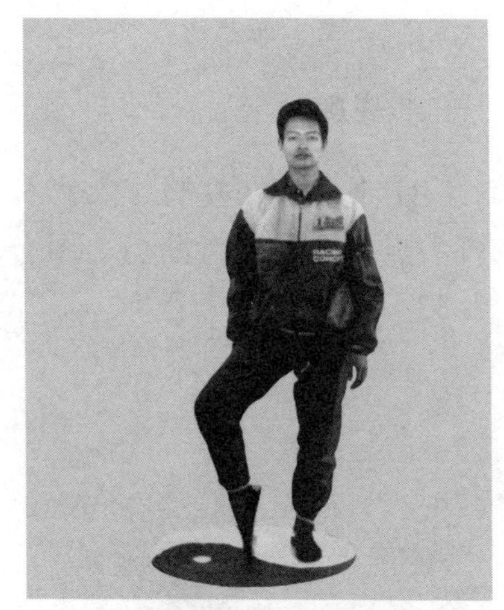

图2–35

提龙腿2式

此为站式桩式。

〔功效作用〕

站桩作用以挺拔身体、壮筋骨、强肾为主，增力收腹来调节气机归元。两臂合抱以充内力。

〔名词注释〕

黄河置足：内景功中，黄河是指会阴，又为三江口、海底穴。在太乙气化过程中，冲脉、任脉、督脉三流合涌而出，冲开阴跷库会阴穴。黄河置足，当解为大周天的循经导引，是指从会阴到足心涌泉的循注交流。

〔行功图解〕

重心移于一腿，站直立稳，另一腿屈膝，用两臂抱起，身体站直挺拔，头要正，不能低。两腿交替动作。（图2–36、图2–36附图）

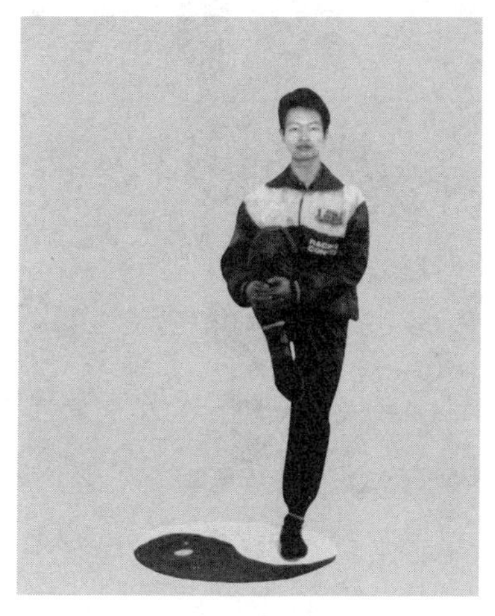

图2–36

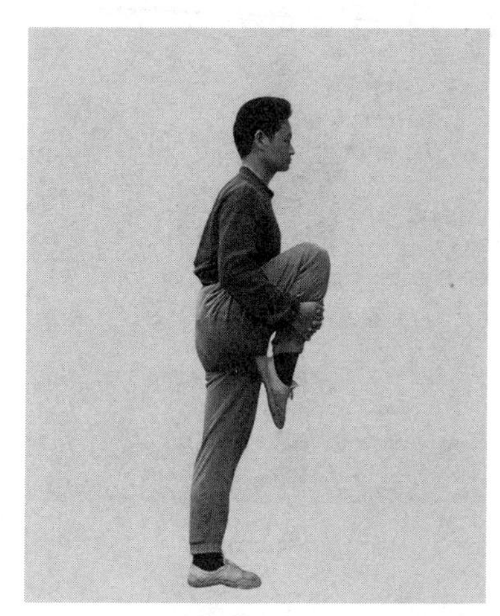

图2–36附图

提龙腿 3 式

提龙腿 3 式是行功，俗称走桩，是以抬膝吊足而起，向前行走，是将气机下注于掌心劳宫穴和脚尖及脚心涌泉穴。

〔功效作用〕

此式以活动筋骨的行功来调节内力运行，达到锻炼的目的。

〔行功图解〕

自然站立，重心移于一腿，另一腿提膝上抬，周身自然协调，舒适活泼（提膝尽量高抬），然后落步向前，左右脚交替运动行走。（图2-37、图2-38）

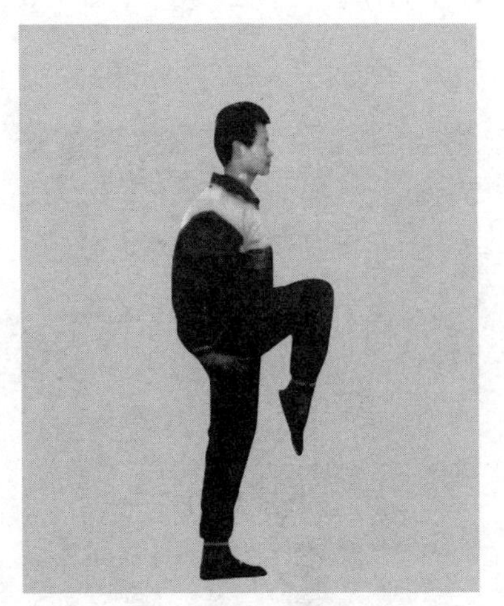

图2-37

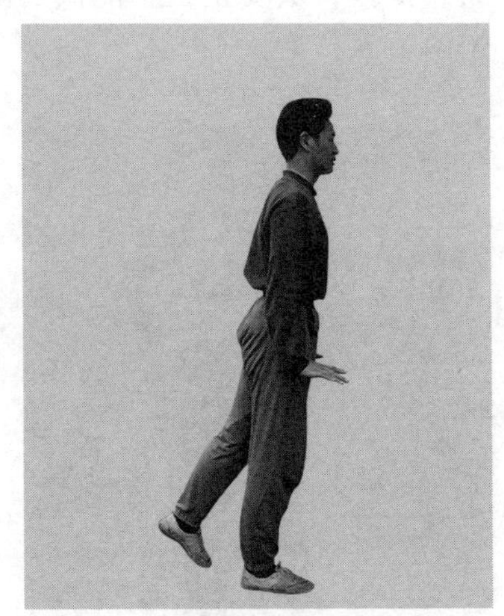

图2-38

〔内景谱文〕

内潜真阳达三清，双足并发混元功。
气行三阴并三阳，力抵真刚展真形。
黄河置足柱天地，三江口封固虎龙。
下注脚底涌泉穴，收敛丹华百脉通。
行功落步提膝打，落足沉胯体轻灵。
左右交综行持久，自然天性见道成。

第五式　醉翁扑蝶

醉翁扑蝶一式，由太乙分身、转身欲扑、右手左扑、起身欲立、左手右扑五个动作组成，反复运动行功。

〔功效作用〕

从表象的抻筋拔骨，到内力运转的内景气化，始终调节人体自身的气机交注，使筋、骨、皮、髓的气机转化平衡。开通玲珑真脉，以期内景行功中的太乙气化潜气交注。调节周身的阴阳脉络、气机的往返。主要用内力抻法来调阳刚之气至周身。

〔名词注释〕

醉翁扑蝶：醉翁喻指反俗的天真，内景功中的颠倒之象。扑蝶喻指为虚幻中的概念，又指庄公化蝶之典，谓之修真的阶段，要达到离俗返真。《唱道真言》中有言："俗情未断，而胎仙岂结。"此指灵活畅达的气机转化为纯阳之象，动静宜然，喻之醉翁扑蝶。

〔行功图解〕

预备势：略

1. 太乙分身

两腿站直，两脚相距大于肩宽；两臂平行，左右伸成一字，手指伸开，掌心向下。（图2-39）

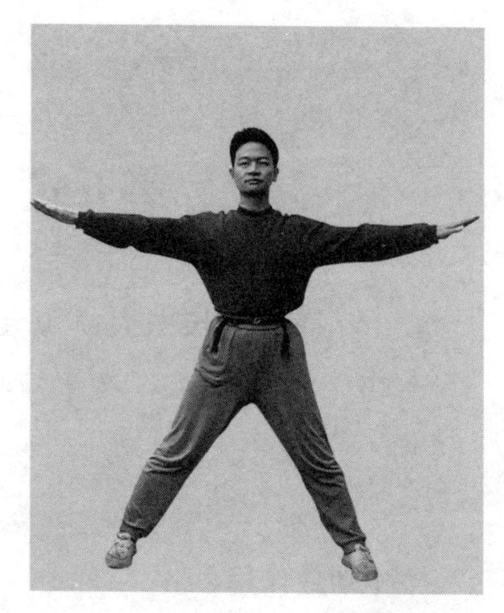

图2-39

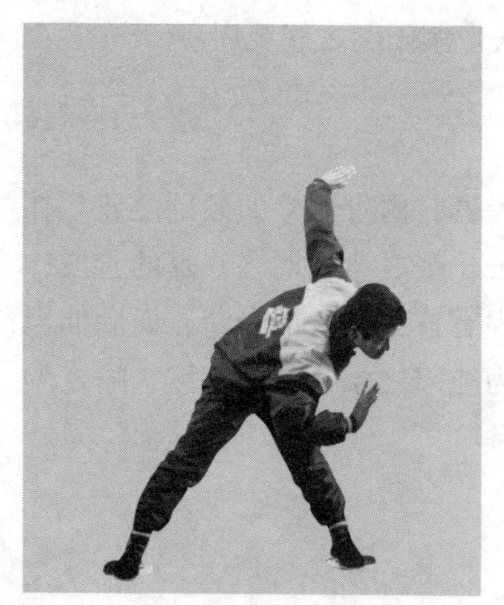

图2-40

2. 转身欲扑

两臂伸直，站立不动，身体左转；右臂向左下方移动，掌心向下，顺势左臂伸开向后移动。（图2-40）

3. 右手左扑

弯腰下俯，头抬起，不能低下；右臂伸开，右掌心向下，向左脚尖外侧扑按而下，左臂随之而摆动，以伸腰抻臂为主。（图2–41）

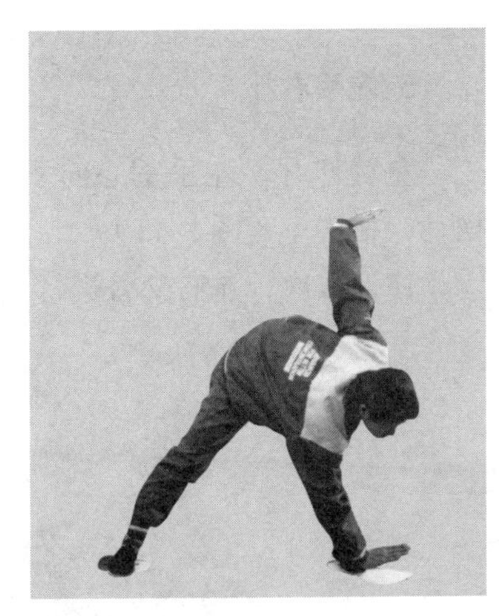

图2−41

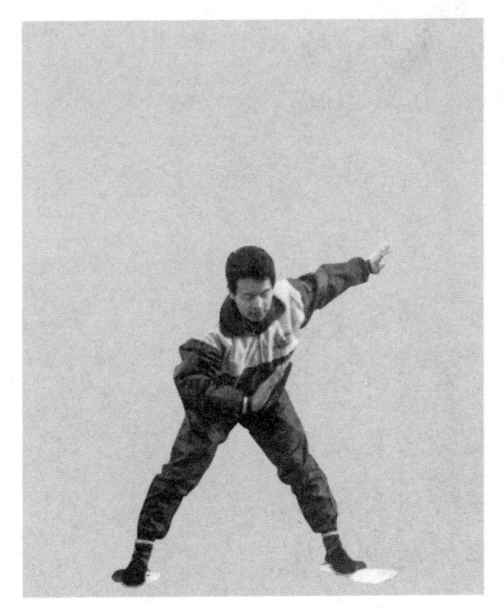

图2−42

4. 起身欲立

提起右手，略起身，身体向右稍转；左臂放下，随之伸开，身体继续右转。（图2–42）

5. 左手右扑

左臂伸开，左手掌心向下，向右脚尖外侧处扑按；右臂随之摆动，抬头。（图2–43）

往返数次，左右交替进行，然后慢慢起身复原。

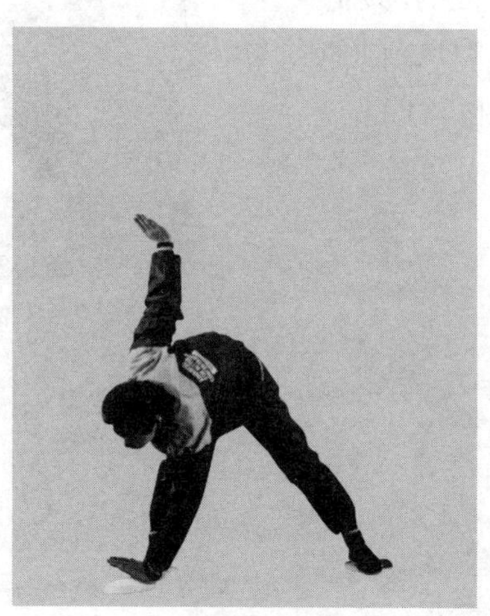

图2–43

〔内景谱文〕

太子天罡呈道情，四极开仪浑天成。
道妙无疆求内省，真天有密舒外形。
手足错落真太乙，水火交宫见元功。
劳宫吞吐兼真力，乾坤清浊自降升。
筋骨一体随功用，肝脾二脏循气行。
如此交光添真意、山翁何是醉翁形。
或我化蝶达天际，或蝶为吾恋尘容。
其中道机超运化，内外如一产元明。

第六式　虚弥振翅

虚弥振翅一式，由两臂横开、右侧伏身、右伏振翅、左侧伏身、左伏振翅数式组成。

〔功效作用〕

从起势开始，即打开厥阴关窍、掌心劳宫穴，带动周身的气机，通过抻法来调节体内的阴阳气脉，增强内力运转。沟通自身与宇宙自然界的气化交注，从而达到外运肢骸，内炼脏腑，调整精、气、神，互为转化及活动腰、胯、四肢的锻炼。

〔名词注释〕

虚弥振翅：“虚弥”是指传统功夫中道家的内功转化所专习的功法，俗称虚弥掌。用掌法行持内功，用来调节自身的气机交注。“振翅”是指羽化的内景阶段，对两臂、气脉周循的调节。武技作用的演示过程也包括在内。

〔行功图解〕

1. 两臂横开

两脚距宽阔于两肩，以适宜为度，自然站立；两臂横开，一字伸直，两掌心向外推出。（图2-44）

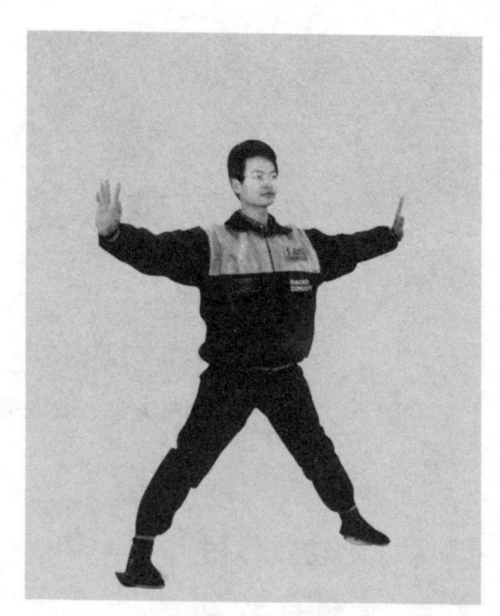

图2-44

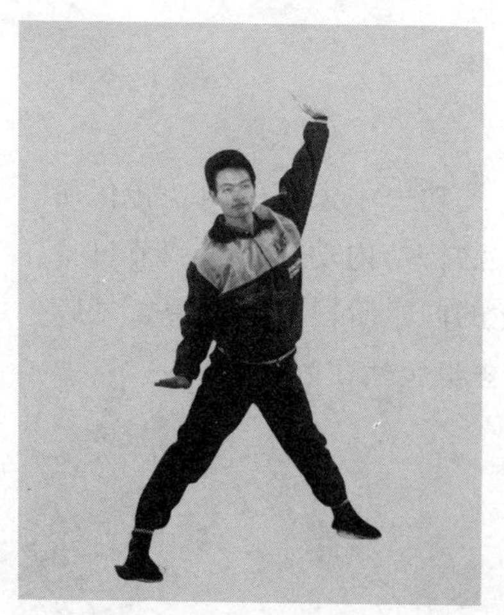

图2-45

2. 右侧伏身

胯微左移，身体向右下侧俯，两臂伸开。（图2-45）

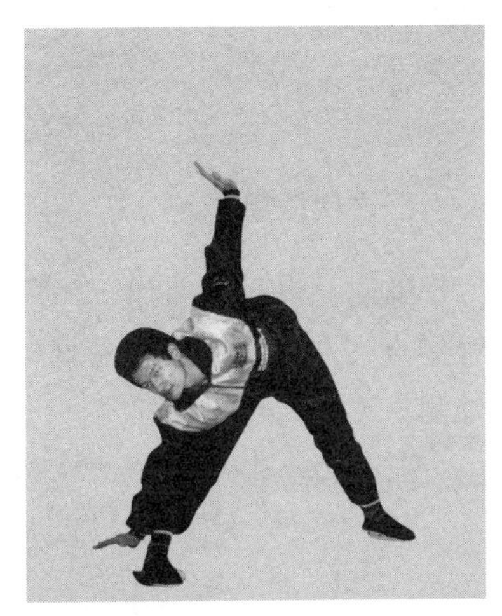
图2-46

3. 右伏振翅

继上功。身体尽力下俯，右臂伸直，右手掌心下按在右脚外侧。（图2-46）

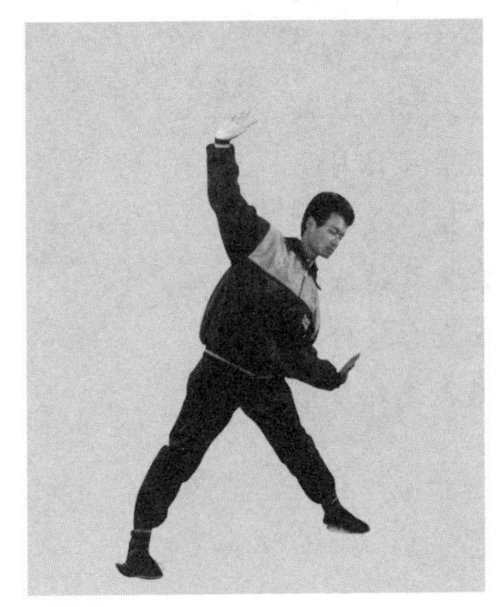
图2-47

4. 左侧伏身

胯微右移，身体向左侧俯，两臂伸开。（图2-47）

5. 左伏振翅

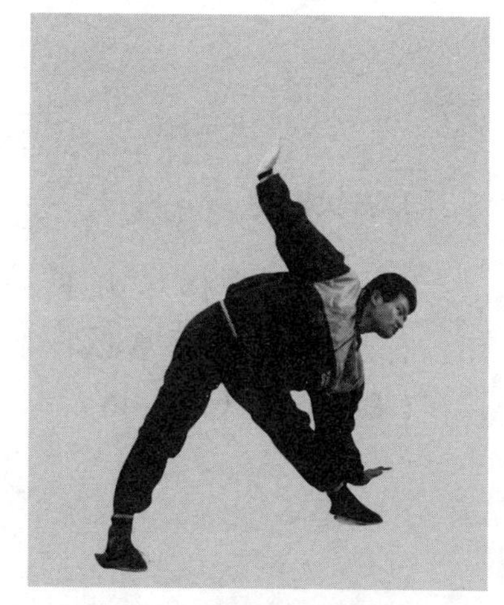

图2–48

继前，身尽力下俯，左臂伸直，左手掌下按在左脚外侧。（图2–48）

左右交替数次行功。

〔内景谱文〕

两臂横撑通玄功，先天一气充神形。
双掌蹬开虚弥掌，十指翘立排龙宗。
顺势下推循两路，逆举上抬举双瞳。
内力环展呈通臂，足踏中宫日月明。
虚弥功含神真力，两掌横推气吐虹。
太乙循经缠内外，太素呈真持威猛。
天罡力踏合星斗，内景光含紫玲珑。
金阶步换天罡力，内循真气外参形。

第七式　一柱擎天

一柱擎天动作，左右运动，调节内力。

〔功效作用〕

此功属于阳刚外运之法，调形运气之术。阴阳化合产生真力显化阶段，对自身的形骸内气能达到内外如一的运化。对修真的气化锻炼有独到之处。调节脏腑的气脉平衡，以阴阳转化为根，强筋壮骨，促使内气运化，内力外显。

〔名词注释〕

一柱擎天：原意是武当太和山金顶之下一峰突起，古谓之以一柱擎起青天。内景的气化喻为青龙白虎降伏，以化为扛鼎之力，以柱上天，是阳刚外运的行功，增强内力显化的过程。唯以臂力为最，喻为：一柱擎天壮筋骨，化气机演示于武途。

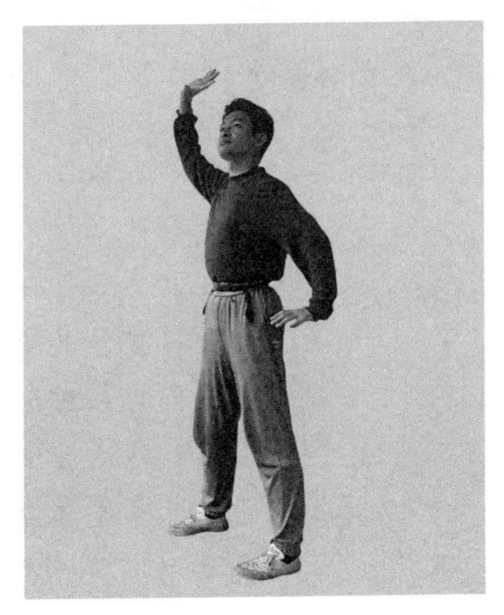

图2-49

〔行功图解〕

①自然站立；一手掌心上托，另一手掌心下按；身体欲向后下弯腰取势。（图2-49）

②手掌下按，同时屈膝向后弯腰；上托之手不动，下按之手按在同侧的足跟处，同时目视足跟。（图2-50）

左右交替行功数次。

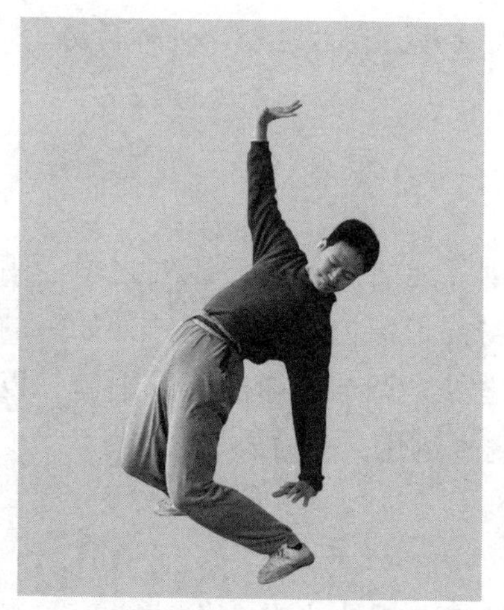

图2-50

〔内景谱文〕

势峙真天太合峰，太乙神功见道成。
侧视踵底沉慧力，下注元阳似弓争。
青龙真息循肝脏，白虎金气通肺经。
上下撑登开真际，水火相交集丹宫。
虎口圆撑相对出，指掌展持太极形。
运化武途达真境，先天一气最通灵。
上托云掌添真力，下持真元显密形。
真如妙化同一理，通达先天神真功。

第八式 弥天架彩

弥天架彩一式，由两臂掤起、伏机后仰、目送飞鸿、弥天架彩数式组成。

〔功效作用〕

弥天架彩的行功是将自身的气机，顺阴阳之道，调于自身，以气化力，抻开任脉，伏机后仰，来改善身骸的过程。两臂下按时合于内景，使肾水升腾，冲贯二目，增力明目，以光元神元气元精之互为转化，合于内功的内景来调顺阴阳的经脉通道。

〔名词注释〕

弥天架彩：此语出于内景功中，用来描绘真水冲腾，纷然化虹而起，架自巅峰金顶的隐语行功阶段。弥天是指阳气冲霄上达至巅顶的内景，架彩正是内景中的乘虹高架的缩语，是指在气化状态下，人身中的阴阳二气交会于心肾，清阳上举散出光华的生命之光，谓之弥天架彩，亦是指气功内外如一的修持阶段。

〔行功图解〕

预备势：略。

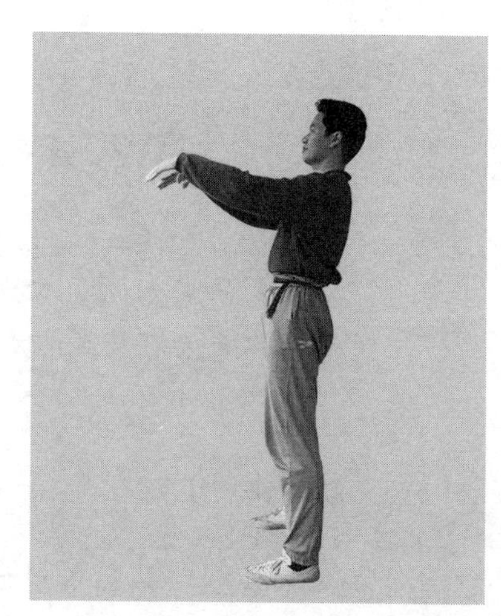

1. 两臂掤起

两手臂自然向上抬起。（图2–51）

图2–51

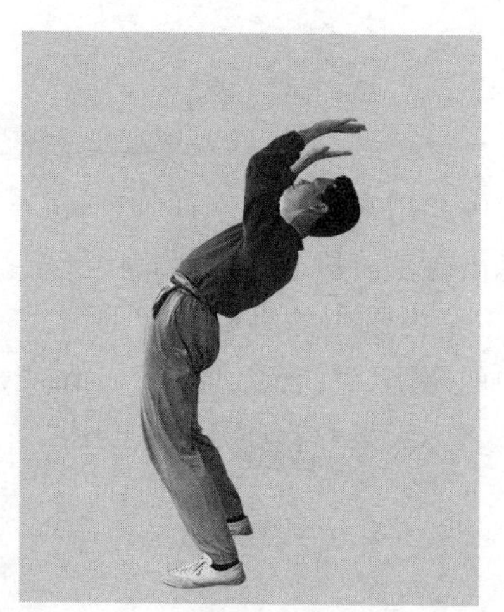

图2–52

2. 伏机后仰

两臂掤起，继而上抬，高度过头，身向后侧仰，周身协调一致，不可过僵。（图2–52）

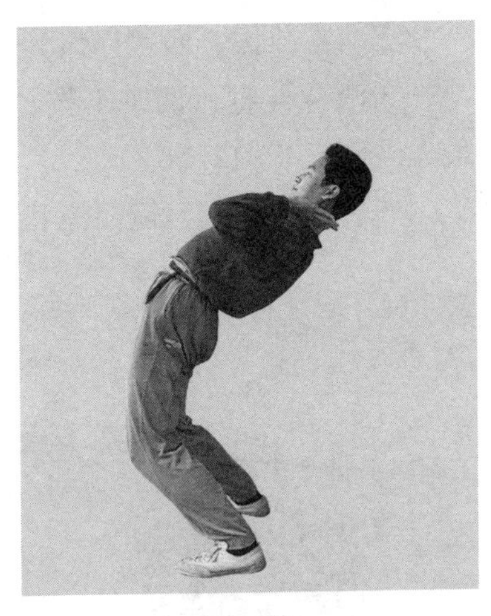
图2–53

3. 目送飞鸿

身体后仰，尽力做到极限，头如枕物，目视前方；两臂随之由头而下，掌心向上，两腿稍有弯曲。（图2–53）

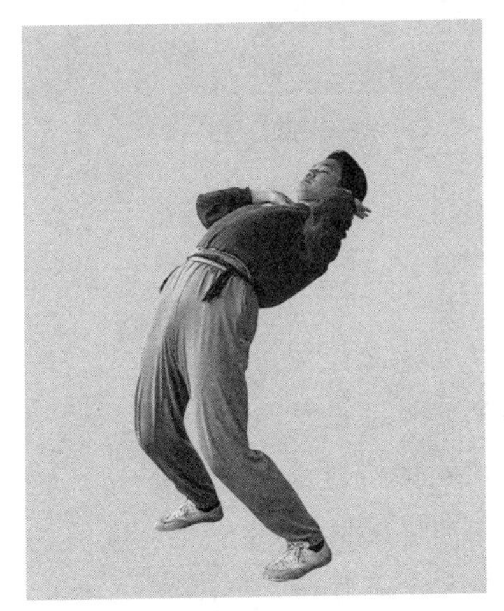
图2–54

4. 弥天架彩

①两掌心向上，两前臂从头顶下移，沉肘，两手取双托掌拉至两肩处，头顺势抬起。（图2–54）

②两掌前按，两臂以肩为轴而动，掌心向前。（图2-55）

③两臂伸直，两掌下按；身体随手臂向后仰卧，腰向后弯至最大限度。（图2-56）

然后慢慢站起，恢复原状态。重复动作数次。

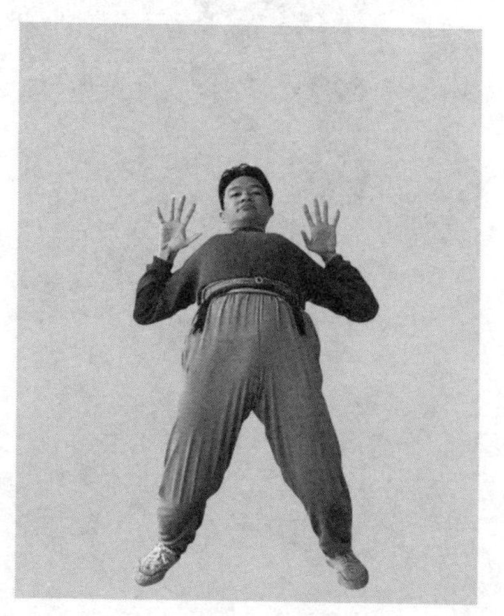
图2-55

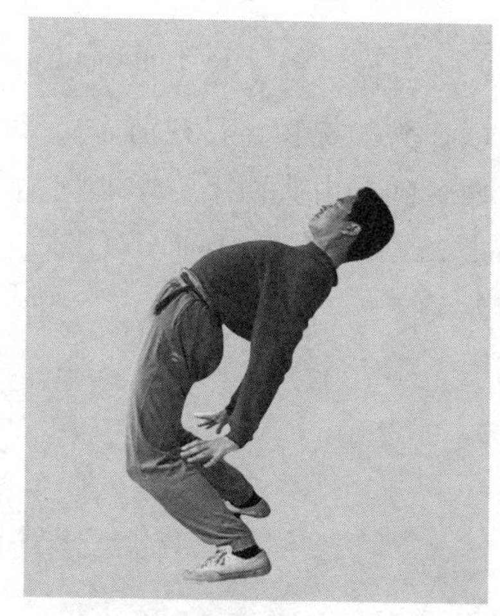
图2-56

〔内景谱文〕

内景光含日月精，行经导脉五行生。
坎中真阳催水火，离里真髓运虎龙。
道妙涵真冲任起，力纳气化转循经。
真水上腾朝金顶，真阳冲霄呈丽虹。
弥天顿撒真法雨，注彻大千万里晴。
修真持法光内景，三元凝聚化飞鸿。
目力传真滋今古，乘虹高架天阙城。
故园西涉明月处，一轮真华放瑞形。

第九式　卷帘腿二式

此式为腿法，由侧卷帘腿、卷帘后击式组成。其式活用，以轻灵为度，自然行功。

〔功效作用〕

此法属动功，用动势来调节身中的阴阳气脉，以足三阴、足三阳为最，以气运身、以气催形的行功，用来调节胯、膝、脚的功能。行功而后举步轻灵。

〔名词注释〕

卷帘腿：出于内功演示的行功“太极双仪环三十六腿”中的卷帘腿。功法出于武技的演化，以内气化力，应于自然之妙。

〔行功图解〕

卷帘腿1式

侧卷帘腿：

自然站立，重心移于一腿，另一腿提起，以大腿带动小腿，屈膝将脚由外侧上摆抬起，左右交替行走。（图2–57）

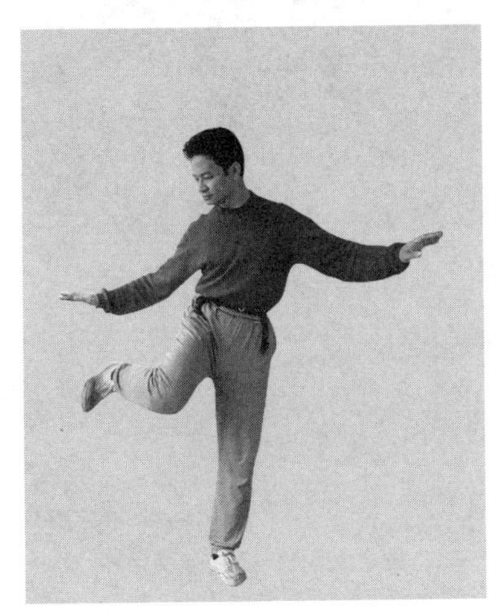

图2–57

卷帘腿2式

卷帘后击：

①自然行走，左腿向前迈出一步，右腿屈膝，右脚向后上方踢击弹出；两手顺势抬起在胸前。（图2-58）

②头随之摆动，抬左腿后踢时，头向左侧转视，抬右腿后踢时，头向右侧转视。后踢之脚尽力击于臀部。（图2-59）

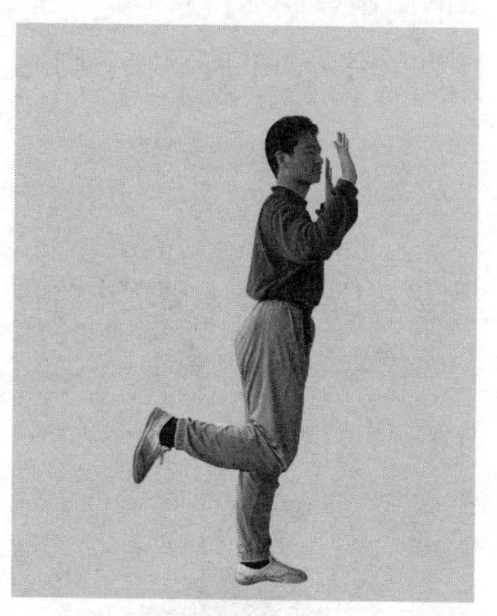

图2-58

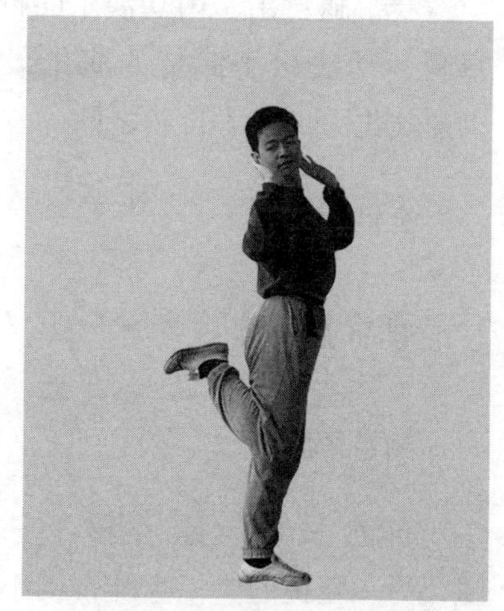

图2-59

在①②的基础上，卷帘后击之腿可以灵活运用，高侧踢弹击之。（图2–60）

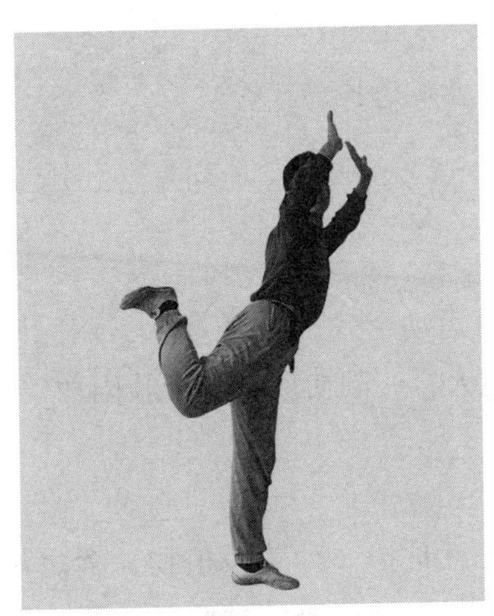

图2–60

〔内景谱文〕

先贤留下双仪环，太乙精修顺天然。
双环抱仪三十六，大罗天真九呈玄。
后卷帘化神龙尾，侧卷帘发碧玉环。
三光照彻灵台境，大千注入卷帘坛。
内取中宫冲太乙，侧取双花垂金元。
腿法蕴有此中机，修身先悟此真传。
更参武途神运彻，起足落步将玄参。
此中真诀难悟破，卷帘御敌真人传。

第十式　灵芝桩功

此式为练腰腿的抻筋拔骨法。

〔功效作用〕

以抻筋拔骨的运动形式，抻开督脉，调元阳之气，充壮命门真火，以期龙雷之火，一阳初动，属于壮阳功。

〔名词注释〕

灵芝：原词之意是指一种菌生植物，食之可以长生不老。古来指长生的食饵药物，此指真气冲腾的内景，命门真火的萌动生态，元阳气足喻为灵芝呈现瑞霭的内景。

〔行功图解〕

①自然站立，两足紧靠，两腿合拢站直，弯腰而做下势，头俯贴在两膝处；两臂合抱住腿膝处。（图2-61、图2-61附图）

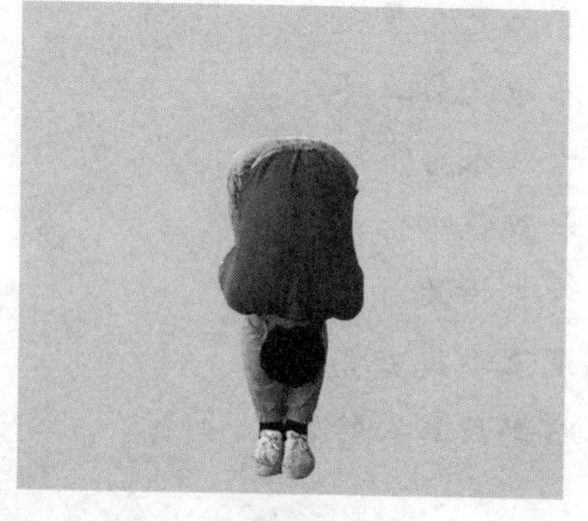

图2-61

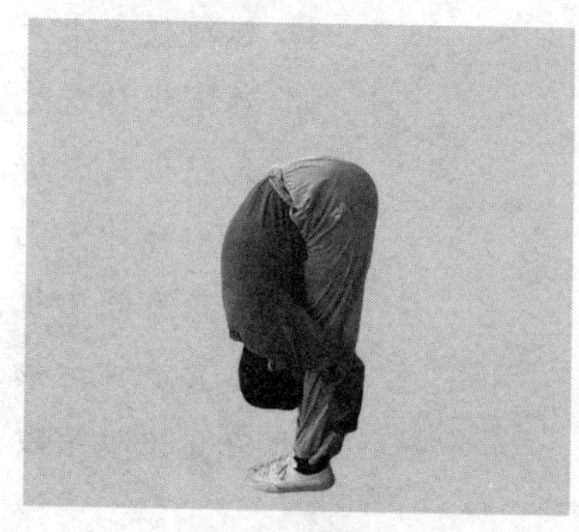

图2-61附图

然后，慢慢站起复原。

②在①的基础上，头低下，尽力下移，弯腰至极限；两手握抱住腿踝骨处。然后慢慢自然复原站起。（图2-62）

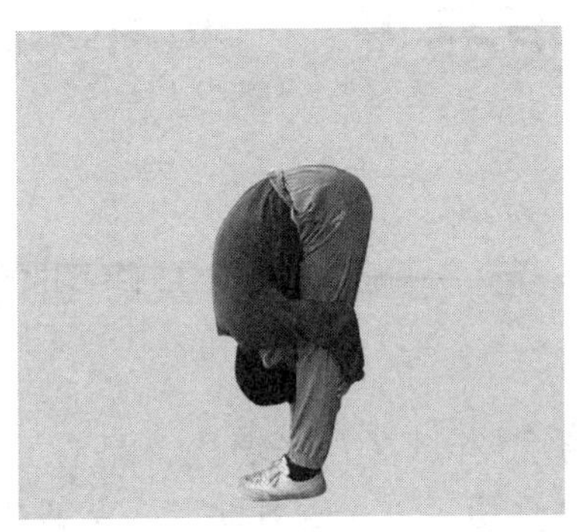

图2-62

〔内景谱文〕

督脉元气阳关通，神火充燃六阳宫。
六阳真峰镇乾顶，三昧神髓纳睛瞳。
双足并立俯身持，双手合扣抱腿蹬。
丹源力推周天道，命门火动十二经。
长持此法循经脉，玄光结就灵芝形。
先贤留有元龙法，传下仙家混元功。
龙雷神火应机发，筋骨色象随之聚。
造化先天真元始，灵芝形瑞藏玉蒂。

第三章 玉环桩

第一节 玉环桩简介及修习阶段

玉环桩功法系武当修真专修功法，是真元修真法中密修层次，是专修功、必修功。是术流有渊源，艺业代有传人。通过玉环桩之锻炼，可以窥测武当真密神髓之一斑。

玉环桩功法相传久远，属于坤丹外显之功，化合于武途。其既有女性修身之密，又可以演为武技内功，取意克敌强身、修真炼性而用，适于体弱多病及久病初愈、元气亏损之人演练。可以通过修持而强身健体，待“修墙补屋”后，则可运化内功，踏入丹途。

“坤道”之丹法，专有传授。“玉环”之妙，尽皆布注“一气元真”，内转气机，潜行周经，阴阳气注而循经，阴升阳降，外显之功。若用于武途，刚柔并举，“一气登真”，擒拿封闭，分经截脉；若施于救济病苦，运化内功，可以疗疾。其行功中，尤以内家掌法的气机“吞吐”“外注、内敛”见长。为武林修真中坤道秘术，运以“三昧”，形于内外，乃贤侠剑道历代不传之隐。

“玉环之妙”，启于武途，因后来修真习武之人难尽功中之辛劳，限于先后天之机缘所感，一些饥寒之士，病苦之身，老迈遗痕，心有灵而形衰，师祖遂授“玉环”之法，虽乾形而亦尽坤道，同归于妙，以证后来，大环遍迹，推演而示至今时。

玉环桩适于年迈体衰、久病初愈、元气亏损之人习练，通过数十天的锻炼，身心自有改善之势，使之强健身心，用以疗疾，人人可习。是“易”中之简法。

玉环桩适于青少年锻炼，能促使智慧启迪，益于心肾，利于筋骨，使之有动中乐律，动中求静，增进各类文化文体艺术活动。

玉环桩更适于武技、内功、医疗等专业人才之增进功力的专修，可增进武技功效，强化外气，为开慧结丹、行丹道修禅法而施术。

玉环桩适于科研人员、文化艺术等专业人才学习，使之对古老的“气化内功”“丹经道法”“易理阴阳”“纳甲卦象”等东方传统科学，通过切身感受有深刻的认识，体会“天人合一”以及修真的概说内容。

总而言之，通过锻炼可以使人之身心受益，使“飞跃的生命”构成超常人的体态，从而显示人类本身的智慧与功能。

玉环桩是益寿长生、延年祛病之良法。能在修持锻炼中得到真正的人生智慧，使事业成功交好运气，万事如意。

古人有一联语：

福慧双修终需得，
身铭俱泰要留余。

玉环桩可列为三个层次锻炼。

第一层次之行功

先由形体统一协调的外动，使周身筋骨关节得到锻炼。身内的气血沿着手推导引的轨迹循线贯彻周身，即古人喻“流水穿堤”的修行阶段。动作虚实相生，培养先天真气，吞吐有律，升降适度，是修身心以育纯阳之筑基法。

第二层次之行功

此阶段动静如一，刚柔随形，真元日显，外化纯刚，以显真乾之健。举手投足，内气外注。时而演为武技，变幻多端，内气如长江大河，滔滔无间，身心变态，处于良久而存正，显化步入太虚之境界，已进入无疾之苦层次，终日身心若水，光明洗彻肺肠。斯为先天真力，催动后天神形的运化阶段。此层次功用时间较长。以心印为妙用。

第三层次之行功

渐由动而复归于静，动中千变万化，悟以心通者，如影随形，虽静犹动，动静无碍。此身心清彻，月影光涵，神思无欲之牵，夫可渐习坐法，而于定中生慧，启于真气显于玉环，而法归于“丹砂九转”，龙虎交会，大道尽然。此专事丹法者。

外动可因敌施术，心手相应，随时变化，正旨融于武途。古人有曰：“一法通而万法备矣。”

“玉环桩”何以名为“玉环”

玉环者，道之喻示也。金诰曰：“积阳成神，神中有形，积阴成形，形中有神。神生于金，金生于玉。随阴阳而出没者，日月之光也。随阴阳而升降者，金玉之气也。”玉书曰：“是知金玉之气凝于空，则为瑞气祥烟，入于地，则变醴泉芝草，人民受之而为英杰，鸟兽得之而生奇异。”玉书又曰：“凡金玉之气冲于天，随阳升而起。凡金玉之气入于地，随阴降而还。”如此观之，古人曾以“金玉”之喻以示修真之质，元真内注，以生玄华。内运潜行，周流不息，是故名“玉环”。惟一先生曰：“按玉环一窍，前通任脉，后通督脉，中通冲脉，横通带脉。上通乎阴维阳维，下通乎阴跷阳跷，中通乎心部，中下通乎关元，中前通乎神阙，中后通乎命门。散为百脉支流，合为玄关一窍。”或曰：“揉转玉环，阴霾解散，回光返照，灵明自现。”此中言乃身内之“玉环”窍也。究而言之，其妙有存其中矣。

正真子曰：修真之时，真气潜行而注，一气冲振，动彻真元，于体内循注而交通。“玉环”之法，内气注之，身内呈两环并起，而交接处置于“膻中”，因其两手动于阴阳，化合“太乙”，故使两环相系，结在一处，古喻为“太极双仪环”。此意犹深，故古人留下四句以宣妙密。

大则玉环，乾坤法象，
玄机莫测，阴升阳降。

第二节　易解玉环桩

古人以易演象，以象尽意。易分阴阳，易字为日月之上下结构，以示阴阳。玉环桩行功过程中，要去感知阴阳的流变，体会开合、聚散、升降、有无、动静、内外等，里面气机的运行或若游丝之隐现，或若滔滔之流水，或轻若浮云，或凝若泰山，虚实相生，阴阳互化，变化无穷，这些要感而遂通。玉环桩由“二仪呈象、隐现虚灵、金顶沉锋、予注中元、水撞金轮、丽龙含珠、玉虚呈华、金风返真”八个动作组成。

一、二仪呈象

自然站立，目光平视，呼吸自然，消除杂念，做好练功前的准备。（图3-1）

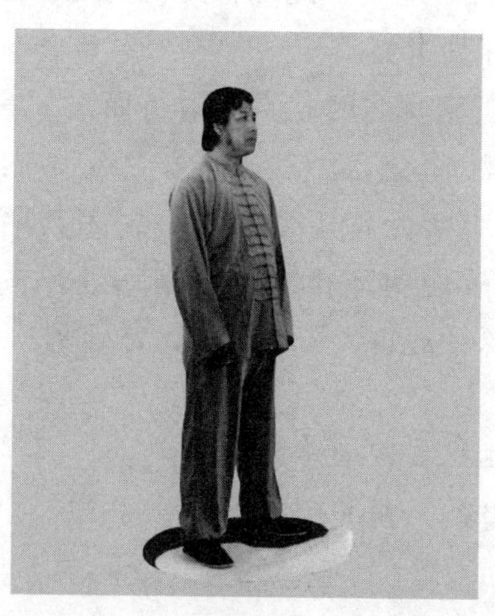

图3-1

重心移于右腿，左腿向上提，在抬腿的同时把手也向上抬起来。（图3–2、图3–3）

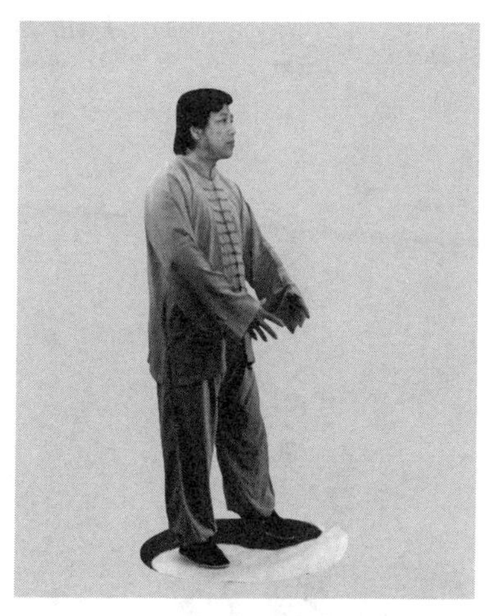

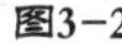

图3–2

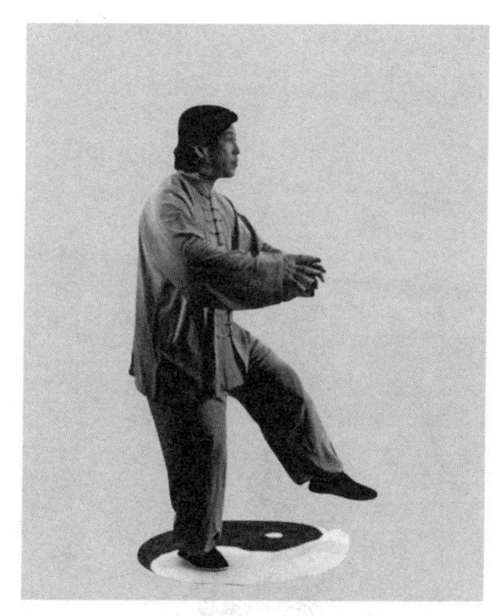

图3–3

人身分为左右两侧，两侧是平衡的。体内气机的运转是左进右出、右进左出，形成横的“8”字线，其交会处即为关窍、穴道。气机运行的脉道，统而称之为内景隧道。静下心来仔细体会，若觉得气是在左侧走，就抬起右腿向前迈步；相反，若气是在右侧走，则先抬左腿向前迈步。在抬腿扬手的刹那之间去感知阴阳、虚实、进退。气机左右运行，形成了左右二仪之相，故曰“二仪呈象”。同时抬腿扬手又形成了前后。拳经里说“支撑八面”，就像写字一样要“笔垂中宫，八方回荡”，人之天心地轴居于中宫，前后左右八方都能应变，以合“八卦九宫”之易象。

继上势。自然向前迈出一步，初学者脚跟先落（图3-4），有一定基础者脚尖先落（图3-5）。两脚平行，重心在两脚之间；同时，两臂向前扬起，左手在前，右手于后。两肘微屈，掌心向前，五指呈爪形，指掌放松，目光平视，周身协调，两肘下沉，微向外分张。

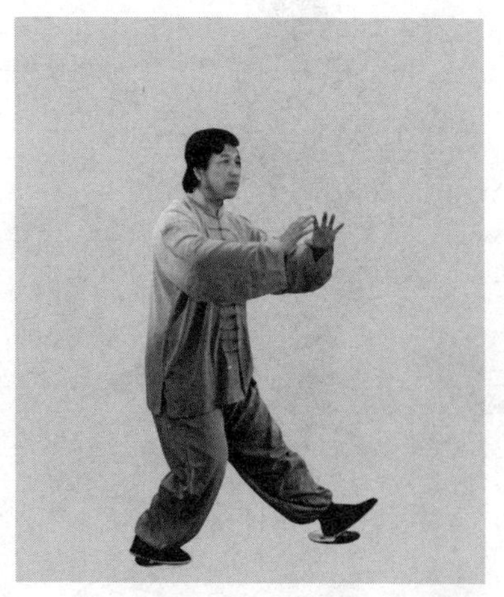

图3-4

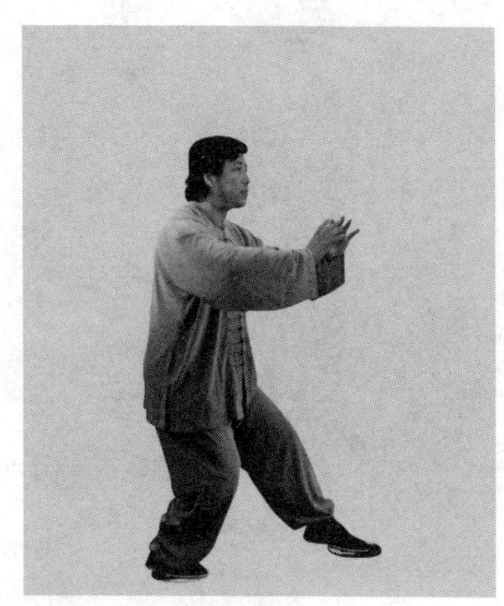

图3-5

继上势。重心前移，左腿呈弓形，膝前屈不超过脚尖，右腿伸直；两掌向前推出，掌心微向外“吐”。两臂曲中求直，不可僵直。身体顺势微向前倾。（图3-6）

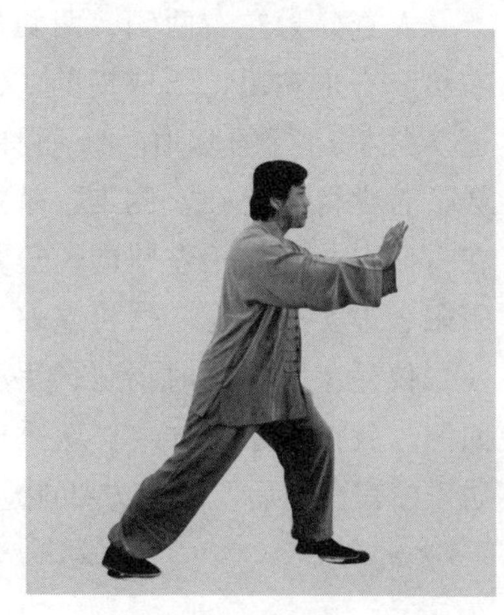

图3-6

练习时，身架由高入手而渐低，循序渐进，不可强求，适合体质而用。

二、隐现虚灵

接二仪呈象势。两脚不动，身体重心由两腿之间向后移，落于后腿，臀部向后坐，右腿随之弯曲，左腿伸开微屈。后移时，以身形、腰、胯为主宰，带动两肩，以肩带肘，以肘带腕，由手而指。同时，两臂、两手向回拉，两手呈爪形，含胸内收；目平视，周身务要协调一致。（图3–7）

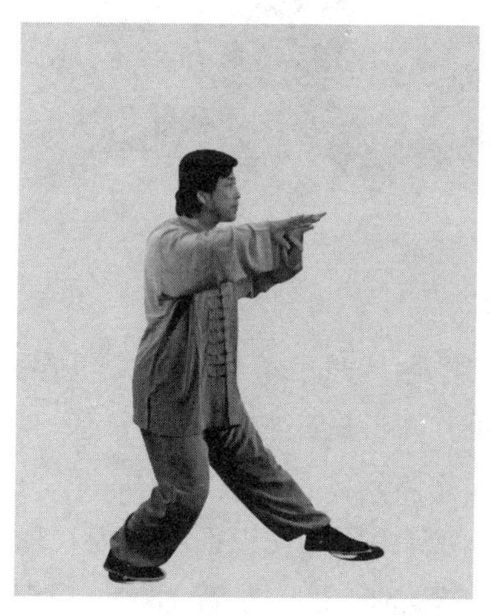

图3–7

此势可以作为站桩，它能调整人的肾脏。在易象则为天一生水。

两臂继续向后移动，两手收回至膻中际、胸前时，两掌心相对，同时，转腕滚肩，两手呈抱球状；双腿不动，重心在右腿，左腿伸直，不僵化。（图3–8）

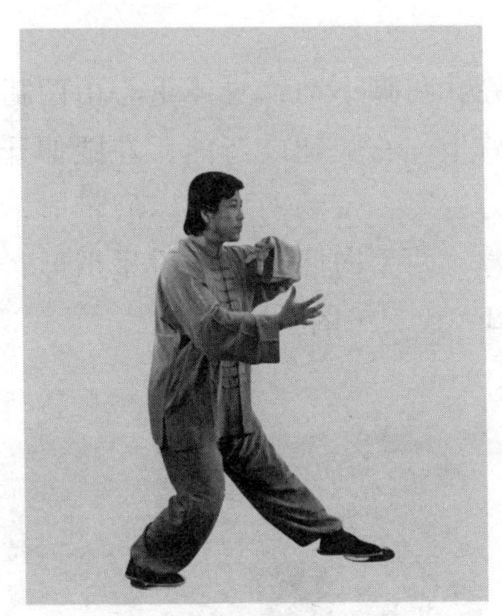

图3–8

当两手向回拉之际，两手掌心相对，包含了太乙混元球的运化。此时两手之间有球形的实物感、形象感，正是混元球隐于其间。“元阴元阳育此体，太乙显化产真形”，这种球形的实物感需要日久行真，以使身中阴阳交感而凝结为“真形之象”。

右肘后移，右掌心向上，左臂上抬，翻转掌心向外，至额前，距头一拳有余；身形上姿势不动，微做下沉坐势；目前视。（图3–9）

左手在向上滚转时，使体内的清气随之上灌头顶，以充乾元。

上势不停。左手作托架姿置于额顶。

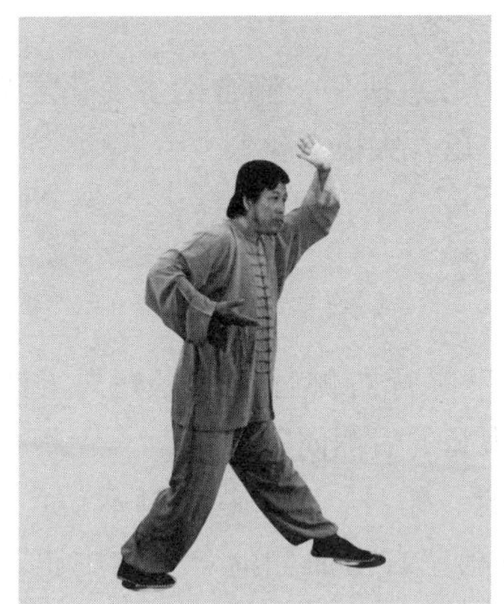

图3-9

同时右臂上抬，肘向后上挑起，手掌贴于右腰肋处（即后背两肋左侧或肾区），两臂同时动作，以上臂肱骨、肘部统一滚转行动。（图3-10、图3-11）

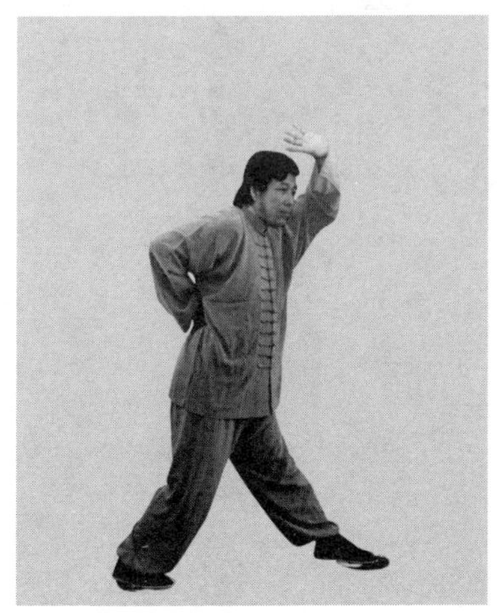

图3-10

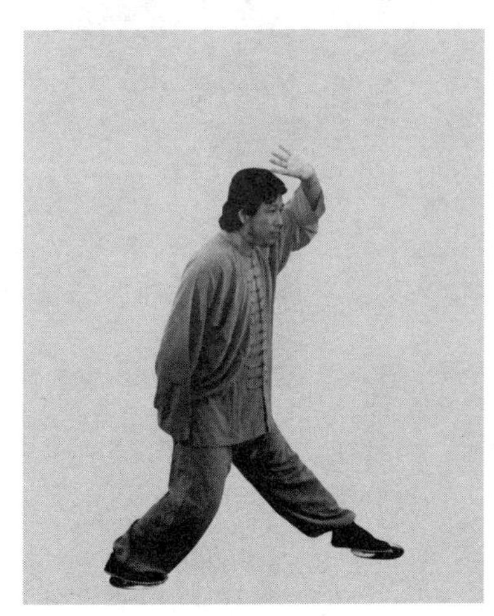

图3-11

此为倒提金枪之势。

隐现虚灵实为心意所使，隐含诸多变化之势，以应机变，体内气机如影随形，以合太极运化。

三、金顶沉锋

接前势。右手顺背右侧肾区腰际处向下滑行推之，有搓擦力，即过臀部经大腿的后侧向下导引。

同时顺势蹲身，俯身，目平视；脚不动。做此动作时不得左右旁视，脊柱不能左右扭曲侧倚，头须中正，切勿偏移转动。（图3–12、图3–12附图）

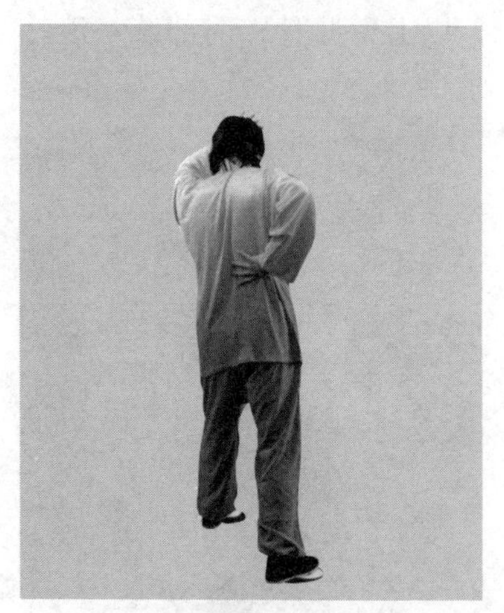

图3–12

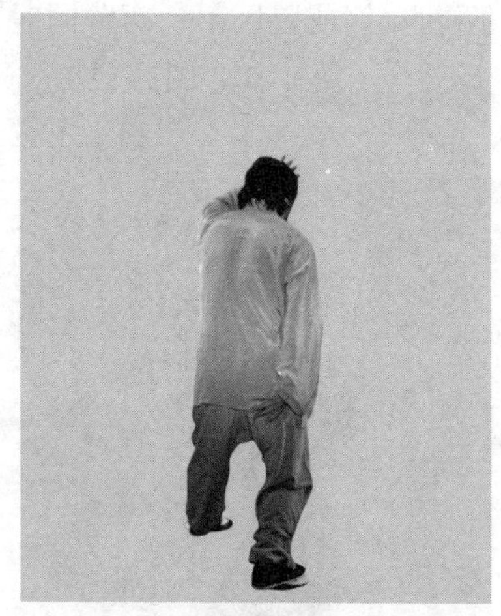

图3–12附图

此势中两手前后分别而出，上下而动。上手上托之际，清气上举，气灌乾顶。下手下推之时，身形降落，体内阳气随着降落。

身体继续下势蹲身，取右坐步，重心偏右；左手不动，用内力撑起，右手贴腿后侧导引，推至脚腕处；两足仍平踏。不得转身回头，身中正。（图3-13）

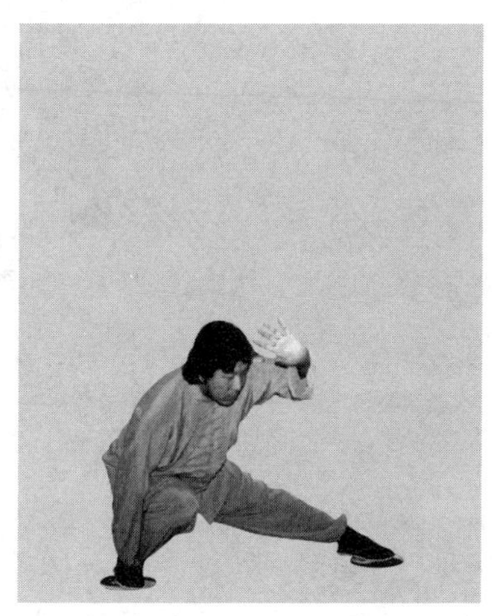

图3-13

随着行功，身形降至极限，阳气随着降至极限。“阴极而生阳，阳极而生阴”，下手转向内侧而行升阴之功，故曰阴升而阳降也。

此动作，待功行日久而后，身架势子渐低，步子渐大，左腿于蹲身坐步时伸直，两脚仍平踏，不得翘脚尖或抬脚跟。

右手绕过外踝至内踝，顺右腿里侧上行，指尖向下。

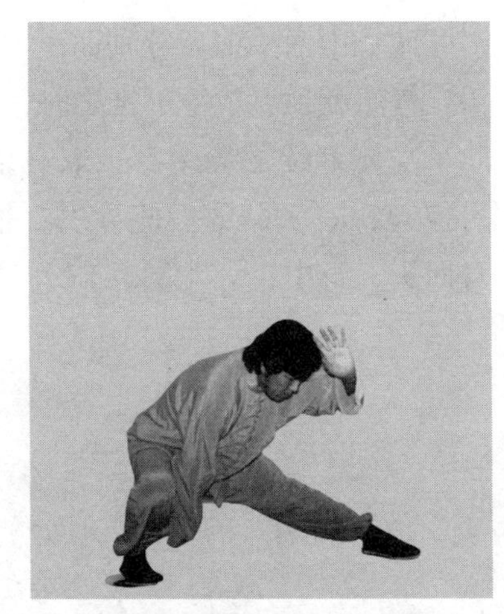

图3-14

重心前移，身形徐徐升起，目平视，足踏实；以身形带动右臂，由臂带手，周身协调。（图3-14）

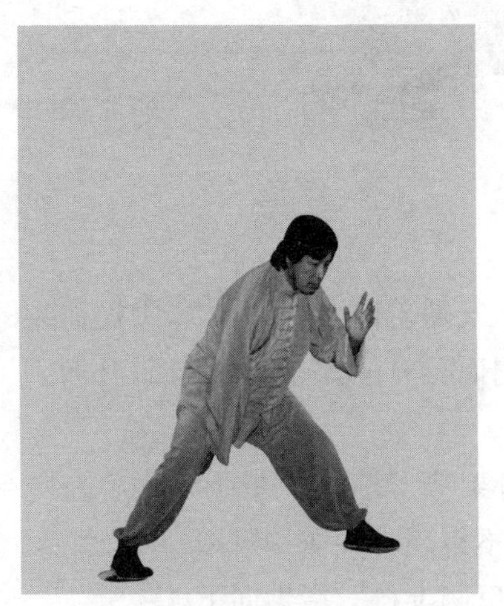

图3-15

身体前移，渐渐站起；右手沿腿里侧继续向上滑行，同时，左手从额前向下移动，以身形带动两臂，两手同时动作。体内的真气随之由两极向中汇聚。

左手掌心向右后方向，目仍平视。（图3-15）

重心移向左腿，身形前移，右脚随身形动作，抬起脚跟，脚尖点地。（图3–16）

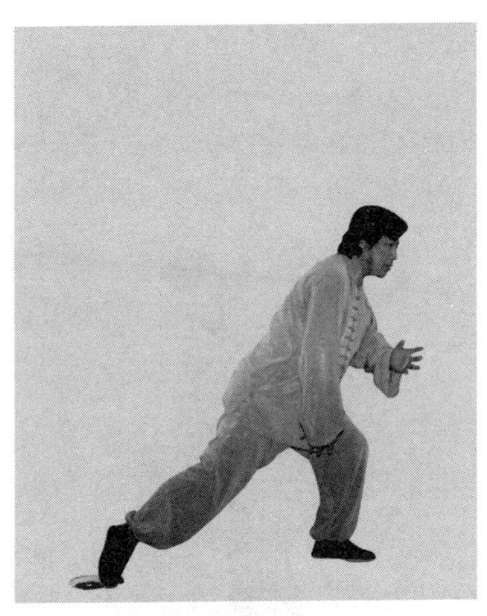

图3–16

乾为头，人的百会为人身之至高点，又称六阳正巅、九华真峰。“华”指的是体内的元气升华，升炼到最完善、最宝贵的状态。九华真峰是喻示人的元气升炼以后形成一颗玄珠。张介宾在《类经图翼》里说“宇宙当中有金气，历久不散，坚而不毁”“凡气化之物不得金气，不得坚固”。玉环桩的修炼是让自身得到宇宙当中的金气，使自己的元气得到金气的作用，坚而不毁，使自己的玄珠与宇宙当中的金气相交感，产生特殊的力量。故此势两手分歧而出，上下而动，称为金顶沉锋。

四、予注中元

左手继续下行，右手沿顺腿内侧上滑，两手分别由上下移至身前小腹丹田处，双掌心向上，十指相对，如捧托球状。

重心移在左腿，右脚从后侧向左脚内侧移动。右脚尖移动时，离开地面数寸，不可过高，两膝同时弯曲，右腿为虚步。（图3–17）

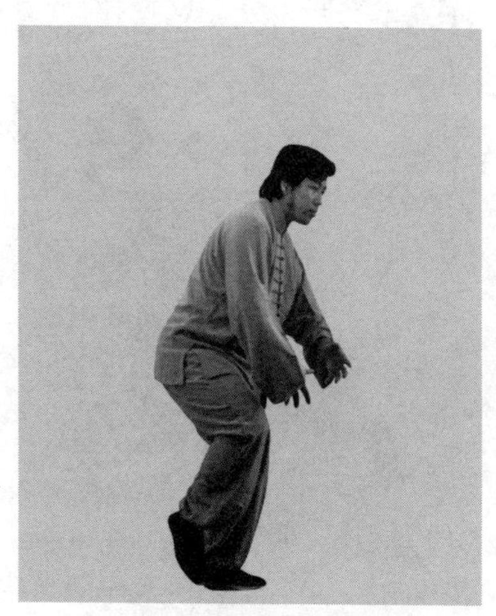

图3–17

此势中，上手由头顶化切掌而下，下手由三阴从下向上推行，两手同时聚集在丹田，上下两手相向的力量在丹田合而为球。外有其形，内有其质，在两手相合的刹那间，气聚丹田，故名为予注中元。中元者乃坎宫真水也。以心行气，以形鉴真，随着外形展动，体内的元气有聚散、有开合、有升降，太乙显化，阴阳交注。

五、水撞金轮

重心在左腿，提右腿，右脚向斜前方迈出一步；两手同时上

提，带动双肘、双肩，两手上抬时，掌心向里。（图3–18、图3–18附图）

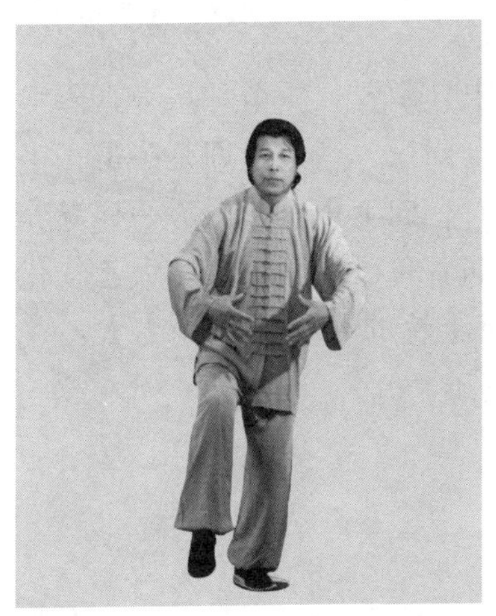

图3–18

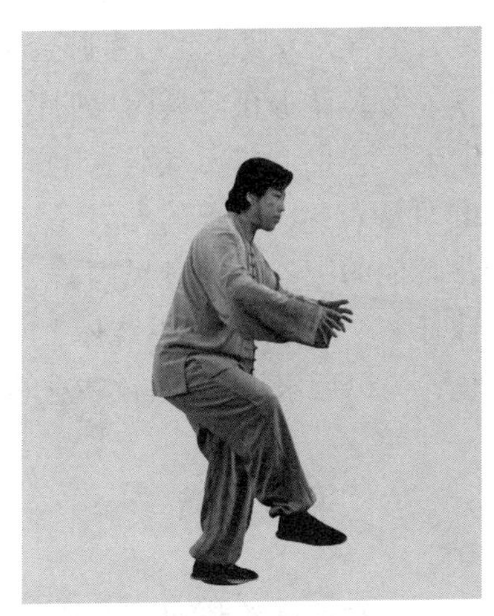

图3–18附图

掌心由托掌起，两手由丹宫中元之地，沿身前任脉而上行，两手上抬不得过胸。（图3–19）

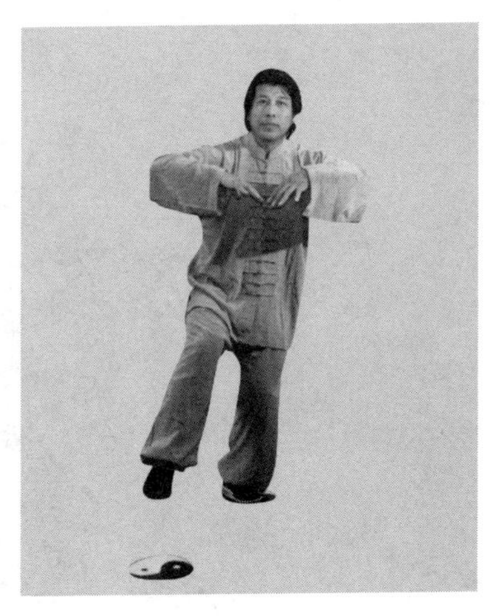

图3–19

外动而内应，随手上行之际，丹源真水自天心地轴上注于脏腑之中。肺为五脏之华盖，肺属金，肾属水。肾水上腾，达于肺金，谓水注金肺。在内景功中称水撞金轮。中医又称之为子来顾母，子者先天肾水，母者肺金也。

先天肾水在修真图里叫作“坎中真阳”，所谓“坎中真阳水中金”者也。“元气润大千，周野全四极”，人身即是宇宙，宇宙即是人身，真正的先天元气振动时，向上熏蒸，像雾一样温养着其他的脏器，像春风雨露一样滋润着自己的身体。“太乙气化冲任督，三流合出阴跷库”，水撞金轮的行功古人喻为太乙气化，为以后水火丹道的修炼打下了基础。

六、丽龙含珠

由水撞金轮势两手上抬至胸前，左右分开，坐展双腕，右脚轻徐落地，目平视。掌心虚守，手如浮球状。手脚同时动作。（图3-20）

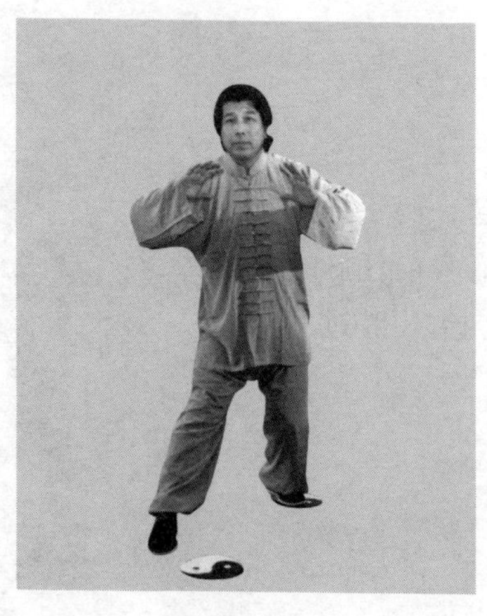

图3-20

此式为丽龙含珠之势。“丽龙”指二臂、手、掌心劳宫气注而行，其势若“龙”。“龙”又指身中之阳气，“丽”指真气往来，存之宝华，显见光虹宝彩。“含珠”是指内景之“丹气”。“丽龙含珠”乃内景之境地语言。

七、玉虚呈华

由上势，重心移至右腿，右腿呈弓步，左腿渐伸直，身形前移；同时，两手向前推去，呈伸展状，曲中求直，切不可僵化；五指渐分呈爪形，掌心微向前凸“吐”，目前平视。（图3-21）

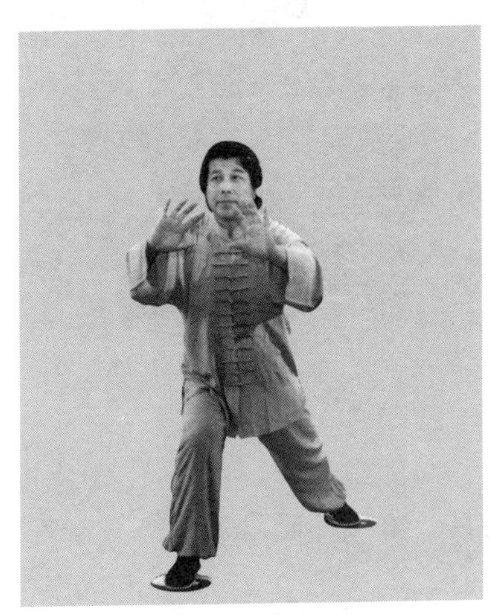

图3-21

玉虚呈华为内景所显示者。两掌前推之际，内功精良者，能以气机外注，随行功之自然，有气机吞吐开合、往来劳宫之处。“玉虚”源于武林内功掌法，有“玉虚神掌”隐于海上。“呈华”指真气现宝华也。

八、金风返真

接上式。气机外注后，身形收敛，重心向后移动；手臂乘势拉回，气机内敛，故谓“金风返真”。（图3–22）

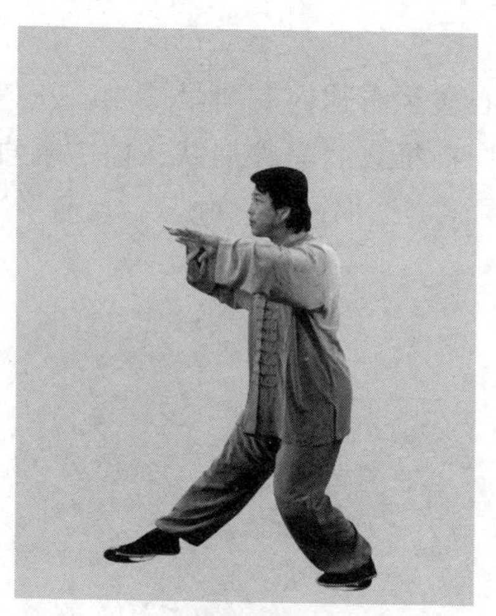

图3–22

此势“金风返真”紧接“隐现虚灵”，一左一右，周而复始。

九、如意收桩

玉环桩功法，左右循环，往返无间，达到一定的数量，达到一定的锻炼程度，方可收功。

收功时紧接玉虚呈华势，将后腿前移，双手抱球，自然下落。（图3–23）

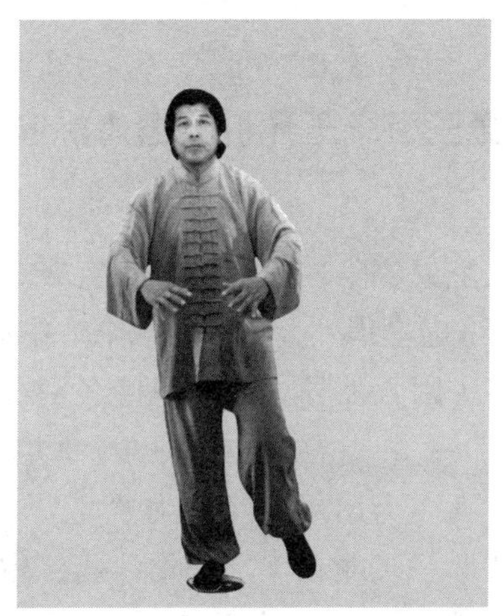

图3-23

自然站立，两脚与肩等宽，两手重叠，放在丹田小腹处，男左手女右手在里。（图3-24）

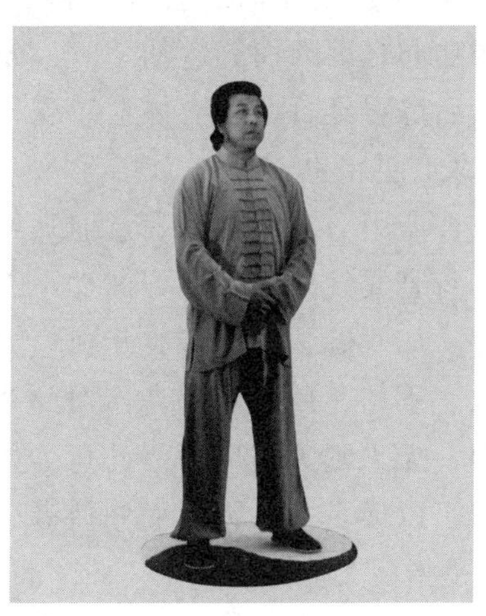

图3-24

第三节　玉环桩的锻炼标准

玉环桩由二仪呈象、隐现虚灵、金顶沉锋、予注中元、水撞金轮、丽龙含珠、玉虚呈华、金风返真八个动作组成。

锻炼的次数多少因人而异，每天早晚各一次。每次以“九”的倍数日益增加，一左一右为一次，以“九”为基。古人以“易”尽意，以“九”为阳数，隐喻为“龙”。《易》中“初九潜龙”“九五龙腾”“飞龙在天”等语，指宇宙自然界中的阳气运行，而“玉环桩”以“九”的数基，日增不减。按“古训祖示”，应为一百八十或三百六十乃合成总数。

初学时不计方向，但要记次数。量力而行，不可过累。每次行功，以身体发热、汗透皮毛为宜，不可以大汗，“大汗则亡阳”。医家认为，汗水出多了，对身体中的阳气有损失。

初学之人不知速度快慢如何，怎样掌握，如何做是正确标准，玉环桩锻炼行功亦是因人而异。初学时，先学动作，习其大略，记其梗概，然后练习经日，稍有体会感受，再看要领要求，复再学习，功技日久必见精也。

至于行功时是否需用力的问题，我意但凡习功锻炼者，不拘一律。体弱多病、身衰元气减少者，习此功不需用力，只要按其动作示范而行则可。如身健强壮、青少年血气方刚而勇者，举手投足浑身是力，取之不尽，用之不竭者，习此功，凡动作皆可用力。有力则可用力，无力则无需用力。此意为何也？有力行持，凡刚勇皆可调阴阳，以焕真力；无力而修持者，真气振动可生真力。故有力无力，是指后天拙力者。

然行功之中，快慢速度全在个人掌握。先由初基入手，记忆而后，动作要流利，如行云流水则可。然后身中真元之气得以“萌化振动”，真气流行，潜在经络之中，以气充形，以气运身，以气催力，行功速度自然可以自知自感之。

功行积久，力潜真威，内劲循轨，或快速如轮转，或慢似千钧推拒之势。概而叙之，学者功深，其真涵隐喻，自然尽晓无疑也。

故人能尽此道者，有存奇技者，有延寿长生者，有潜形而化、至先天之益者，屡见不鲜。当然，一次行功可运化周天之数尽也。

第四节　玉环桩修持中的感而遂通

传统的功夫是效法自然，与天地自然相感应。古人指出，学习练功要“感而遂通”，通过体会行功中自我与宇宙自然的开合、升降、聚散、有无、动静、阴阳等的变化，从而使自己洞察学识功夫的内隐。

感而遂通，首先要“感”，靠人的眼、耳、鼻、舌、身、意识去感，去接触自然，接触社会。人们所感知、所学习的知识又分作两个方面，一种是先天的，另一种是后天的。按照《周易》，易分阴阳，易分先天、后天。先天的称为智慧，后天的才叫知识。知识和智慧两者要结合起来，形成完美的世界。

知识是人生下来以后，通过对周围各种事物的接触，通过进学校学习而学会了原来不懂的东西，这些通过学习而得来的学问就是知识。

在人类本体，还有另外一种就是智慧。智慧也叫作真知。在关亨九老先生的著作《武当修真密笈》中，关老提到“一切事物我本不知，但偶然而知……然而与所学与书本上的相吻合，才是真知”。就是说一切事物自己本来并不知道，但突然间就知道了，而且所知道的与实践、与书本上的相吻合，这才是真知，是智慧。

知识是学来的，是后天学而知之。而真知则是人体体内的自我，是灵性。现代科学所说的灵性学，就是人体真如智慧在闪光，也就是丹道学里说的“先天一粒真种子”在闪光。闪光的智慧不是学而知之，而是偶然而知。

关老说的“偶然而知”，是一种迹象，是一种形式。可是为什么有许多人不能偶然而知呢？那是因为他们没有达到“恬淡虚无，真气从之”。人们所注重的是“恬淡虚无”，却忘掉了“真气从之”，这是不全面的。先天的真如智慧，古人曾经在佛学当中探讨，在四禅八定当中讨消息，在觉悟的过程中使自己领略到自身当中有一种玄妙的内在，这就是灵性的闪光。这种觉悟，佛家又称为“见性”。宋代的时候就已经正确地提出来，“见性就是佛”。佛就是真正地明白了常人所未明白的事物。人们把这个层次的人称作佛，又称作大知识。

大知识继续升华就是大慈仁者。大慈仁者的体现是“以道成医”，大慈恻隐之心，救济病苦，广渡有情。被人尊为药王爷的孙思邈真人指出，大慈仁者是“华夷愚智，皆乃亲之”。儒家也提出来“有教无类”。有教无类和大慈仁者的心态，像太阳一样无私地照耀着每一个人，给他以温暖。太阳能给万物万类无私的温暖，这是一种自然的属性，如日月经天，不可更改。人类的修真正是要从后天的尘杂当中找回先天的、自然的属性，返璞归真。

在“以道成医”的“道”的学习过程中，就要去感受地我人天的振动。无论是做静功还是做动功，都要以这种大慈仁者的心态去感知，进入到大慈仁者的心态。古人说“全凭心意练功夫”，“正心在人，正意在己”。正是要自己去感，去领略，然后感而遂通。

在玉环桩的锻炼过程中也要去感，去领略智慧的闪光，去感受灵性的启迪，然后感而遂通。“一切知识我本不知，偶然而知”“偶然而知与实际与书本知识相吻合，乃为真知”。在练功过程中出现了各种功能，或者出现了偶然而知的事物迹象，此时要判断是否与实际、与书本上相吻合，如果相吻合，那么就是真知。如果不相吻合，就不是真知，而是幻觉。这些要在具体的练功中自己去分辨、体会，把后天的学而知之和先天的偶然而知的真知结合起来，使先、后天同时起步。

第四章　九龙环

第一节　九龙环功法简介

九龙环功法源于道家，传于武林真宗，是密而不宣之法，元真圣慧之术。先辈师祖在古时身居深山古洞，避住长生。为适应这一古朴的条件，创此功法抗寒避暑，给后来炼真全形打下基础。

九龙环功法是通过擦搓按摩进行自我锻炼的。通过九龙环的练习，可以疏通经络，宣合气血，平衡阴阳，从而达到治病强身的效果。此功法虽属于流丹小术，却是简而易行的自我修真内容。它可以佐助内功的运化，也是外功武法的基础功法。

练此功法一段时间后，达到太乙循经，则可以自身调节气机流注，亦可以解除在练功过程中出现的真气外游的流弊。而它在运行的过程中，凭借先天感觉，权衡太乙周经，从而达到修真的目的。

九龙环传统功法既至简至易，又古朴深奥，老少皆宜，体强体弱者亦都适宜。

修真图按“顺则凡，逆则圣”的修炼方法来指导修真的人们。九龙环行功要旨正是本着“逆则圣”的原则循经按摩的。在这种特定的基础上进行按摩锻炼，就能达到奇特的功效。

九龙环密授大法，共分九部功法，九种次第。

第二节　九龙环行功要领

九龙环传统功法演练时宜在室内做功。初锻炼时最好不穿内衣，行功时微微摩起而用暗力。就是说手在按摩时要有一种压擦力，以使周身发热为度。取站式或坐式都可以。坐式可分散盘、单盘、双盘。

一、坎离交宫

双手搓热后合掌（图4–1）。男子先用右手沿左臂内侧擦摩而上（图4–2），女子相反。

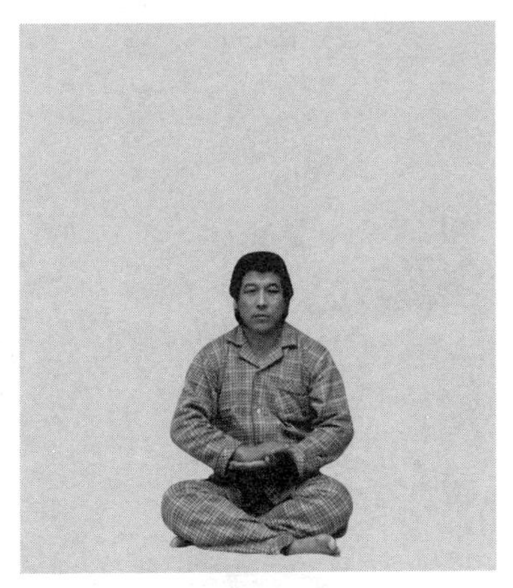

图4–1

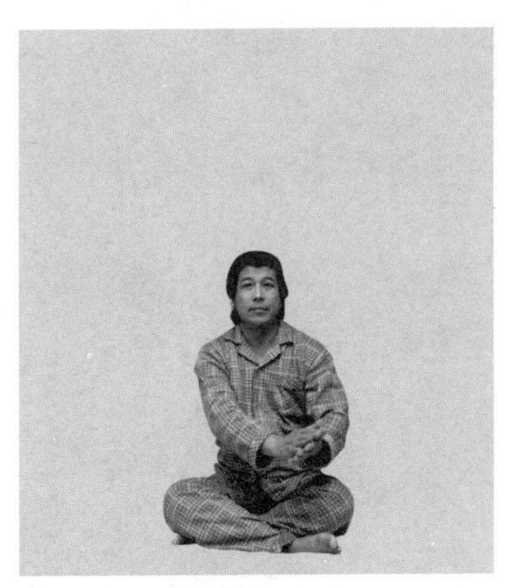

图4–2

手臂内侧有手三阴经：手太阴肺经、手少阴心经、手厥阴心包经，其中以手太阴肺经为主（参照经络图）。

手摩擦上行至臂顶端手太阴肺经之中府、云门穴位处（图4–3、图4–4），再顺肩头擦向肩外侧（图4–5），沿左臂外侧摩擦而下到手背。（图4–6 ~ 图4–8）

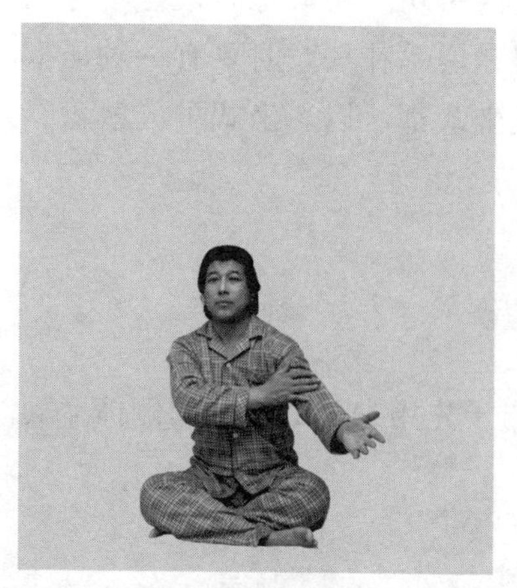
图4–3

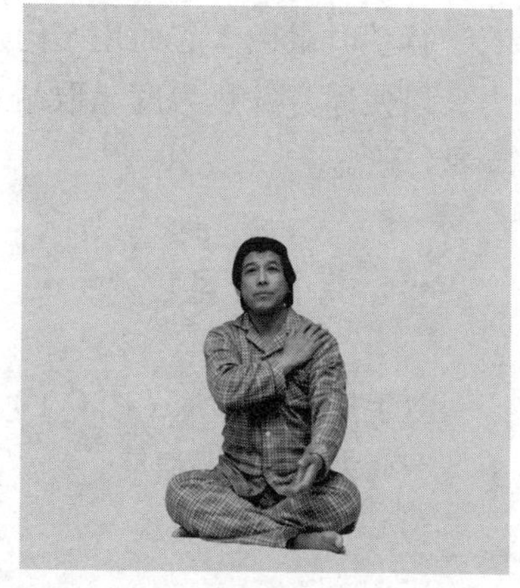
图4–4

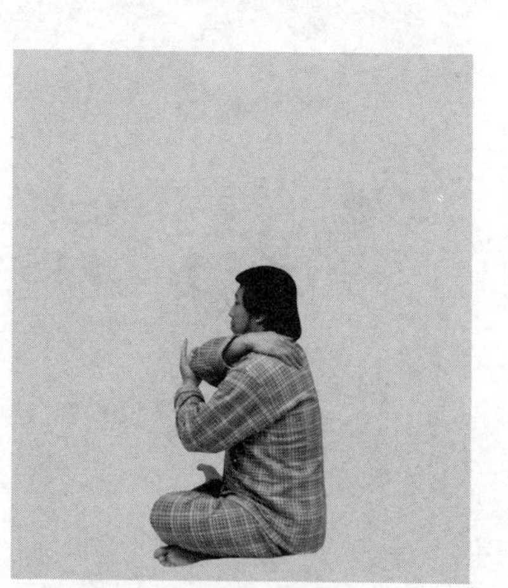
图4–5

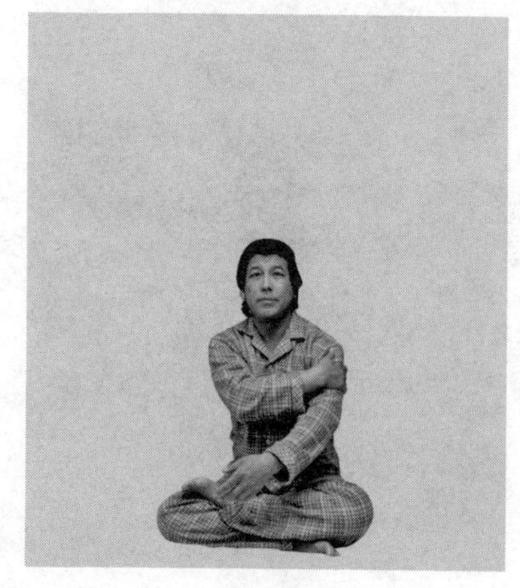
图4–6

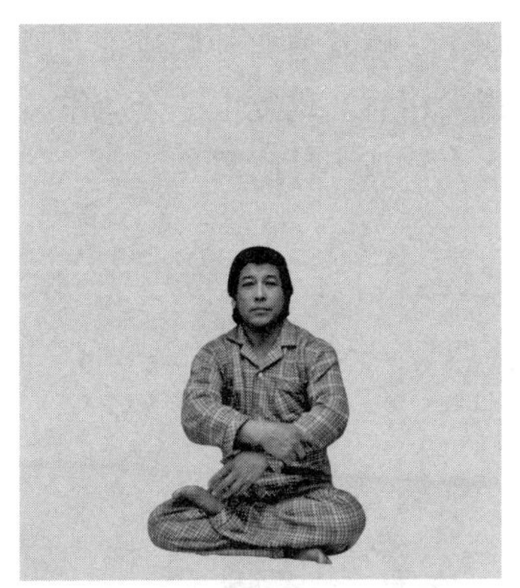

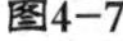
图4-7

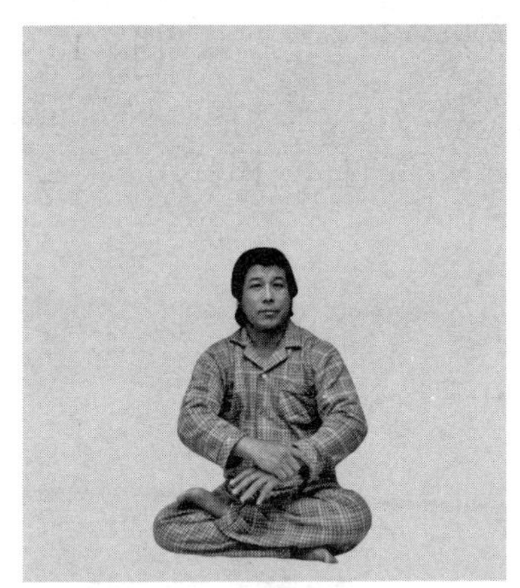

图4-8

手臂外侧有手三阳经：手少阳三焦经，手太阳小肠经，手阳明大肠经（参照经络图）。

按照中医经络图，手三阴经的走向是从头到手指，手三阳经的走向是从手指到头。所以九龙环按摩时，手摩擦手臂内侧是逆手三阴而上，手摩擦手臂外侧是逆三阳经而下。

从摩擦手臂外侧至手背后，两手中指尖相对，然后指尖相接，两掌分开，一阴一阳（图4-9），用左手沿右臂内

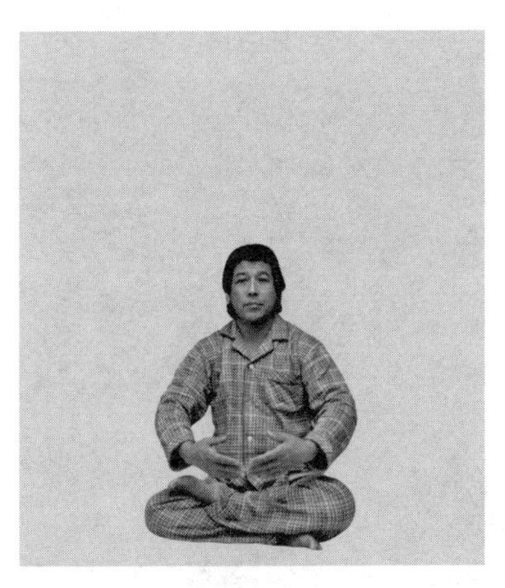

图4-9

侧摩擦而上至肩头（图4-10～图4-12），顺着肩头外侧逆手三阳经擦至右手背（图4-13）。然后中指尖相对，重复上一个动作。（参照图4-2～图4-10）重复三、六、九次或不计次数。

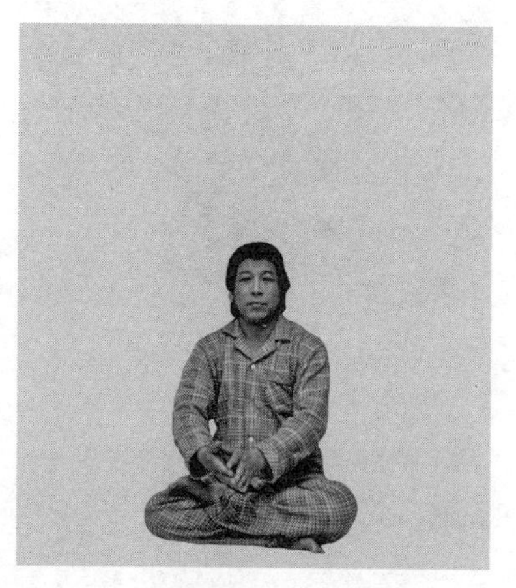
图4-10

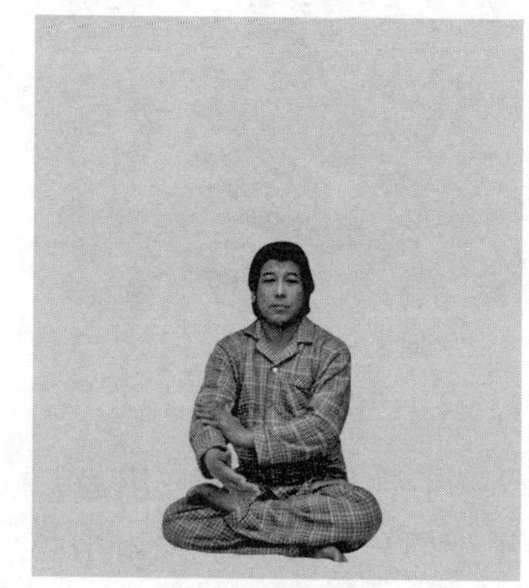
图4-11

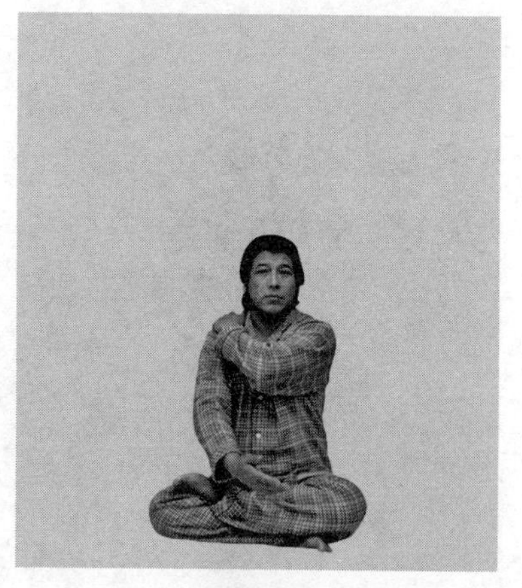
图4-12

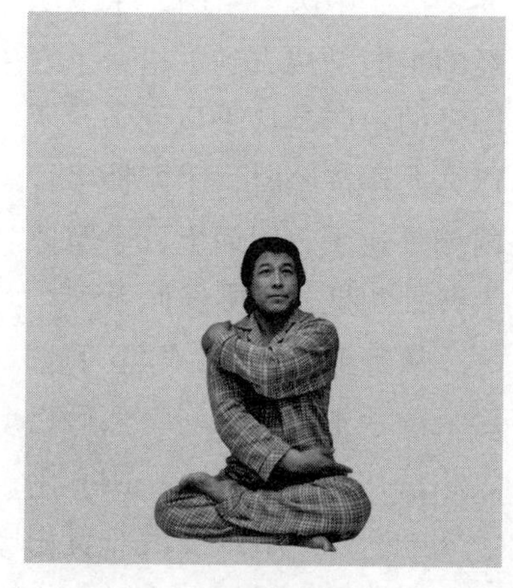
图4-13

二、乾元周宫

右手摩擦左臂，逆手三阴行至肩云门穴（图4-14、图4-15），至胸，右手顺时针在胸前划环。（图4-16～图4-18）

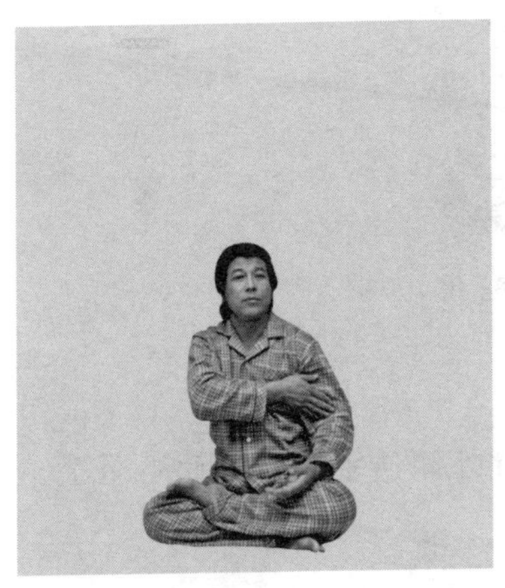

图4-14

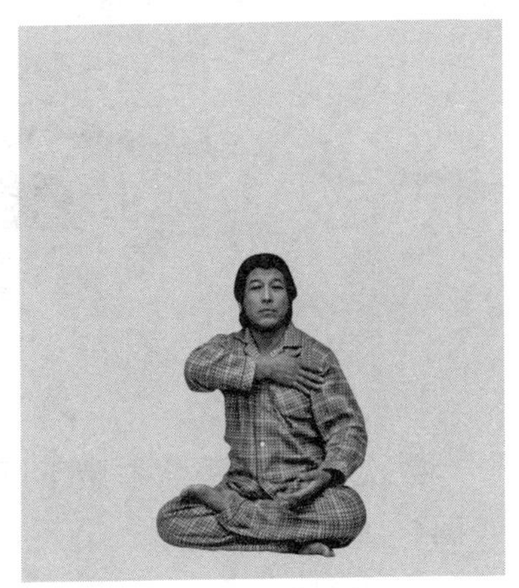

图4-15

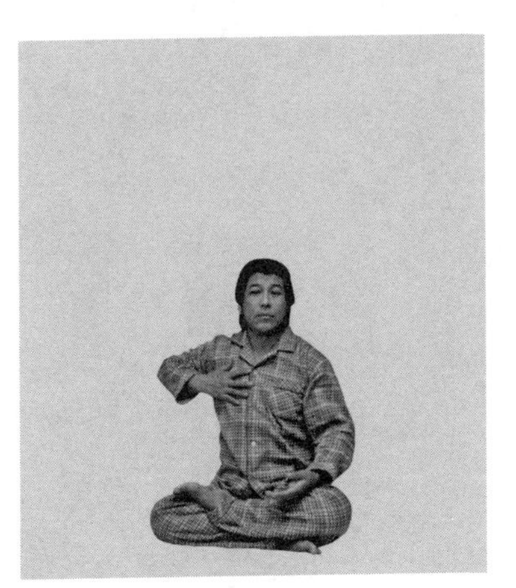

图4-16

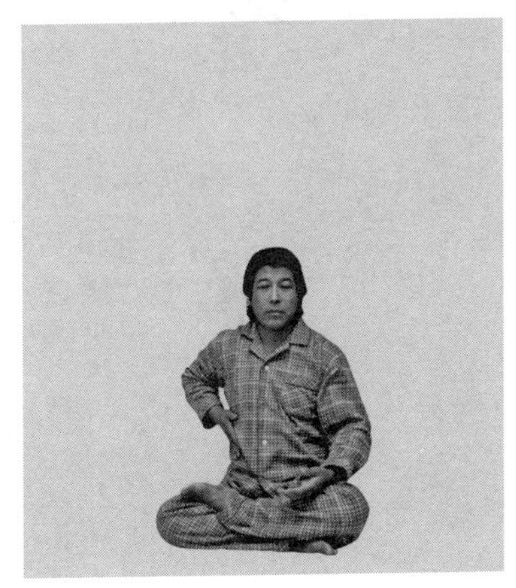

图4-17

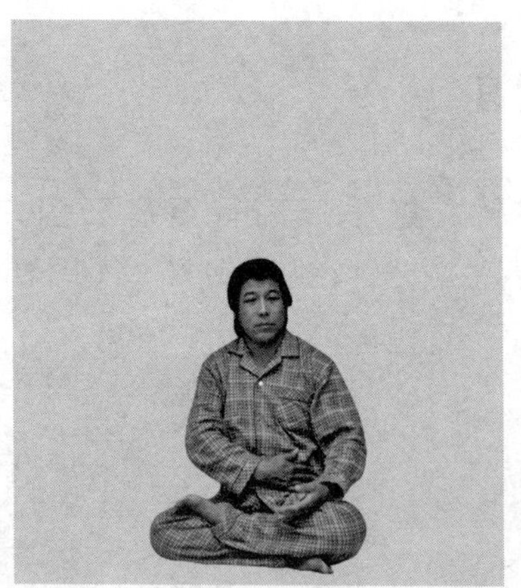

图4-18

数次后，右手从左腋下顺左臂外侧逆手三阳经而下至手。（图4-19～图4-23）

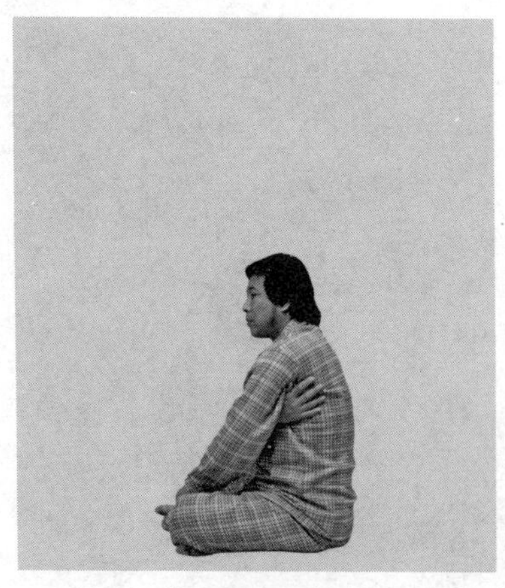

图4-19

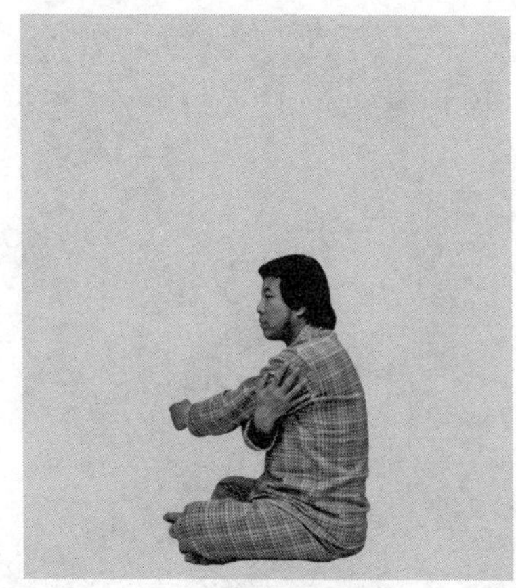

图4-20

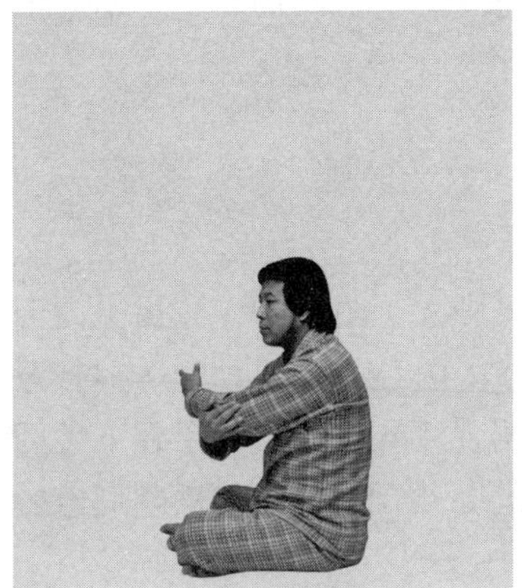

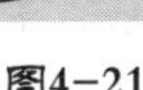
图4-21

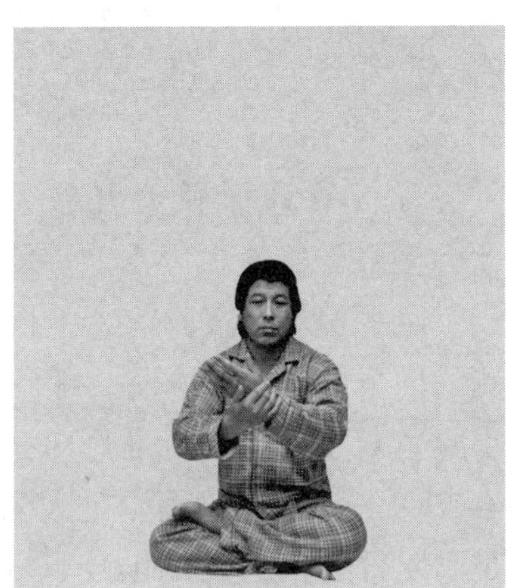

图4-22

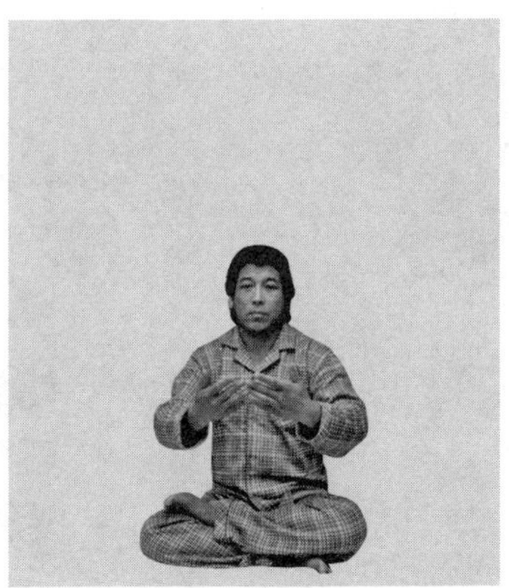

图4-23

然后左手抚右手三阴经逆行而上，至胸，逆时针在胸前划环。左、右为一次，重复数次。参照手三阴经络图和手三阳经络图。

三、双环周野（双龙入海）

两手相对平按胸前，中指对准膻中穴（图4-24）。由上向两侧、向下同时分别画圈，螺旋形下移（图4-25 ~ 图4-28）。行至小腹，双手劳宫穴对准丹田捂住，男左手在下，女右手在下（图4-29）。参照经络图中足太阴脾经、足少阴肾经、足厥阴肝经、足阳明胃经、足少阳胆经。

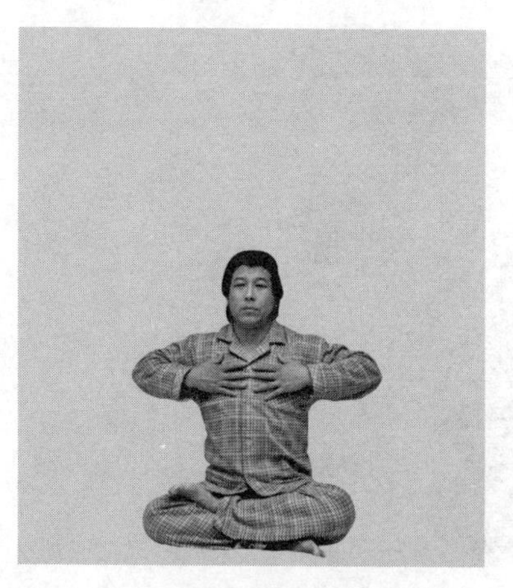
图4-24

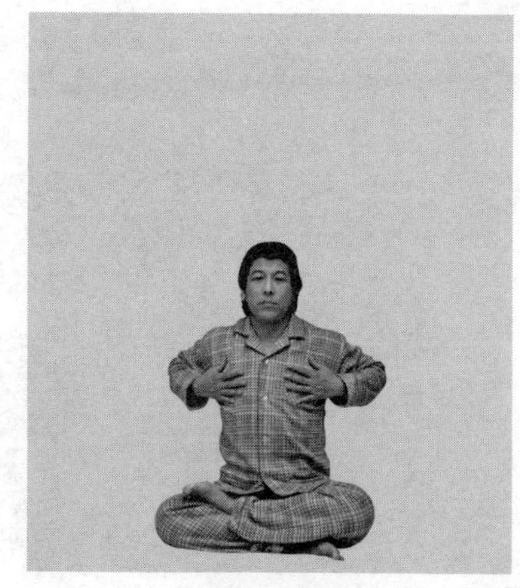
图4-25

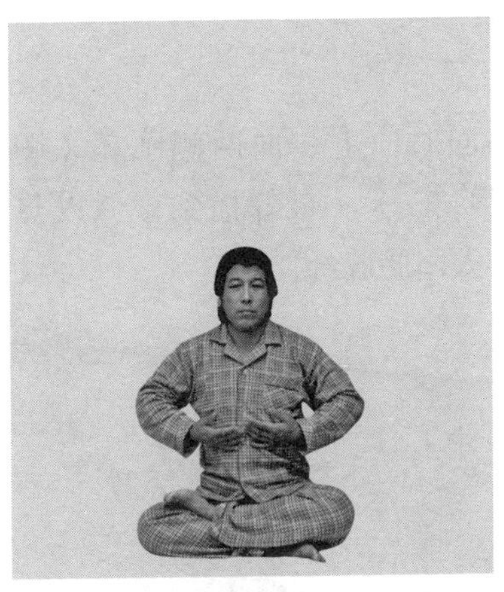

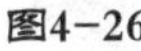
图4-26

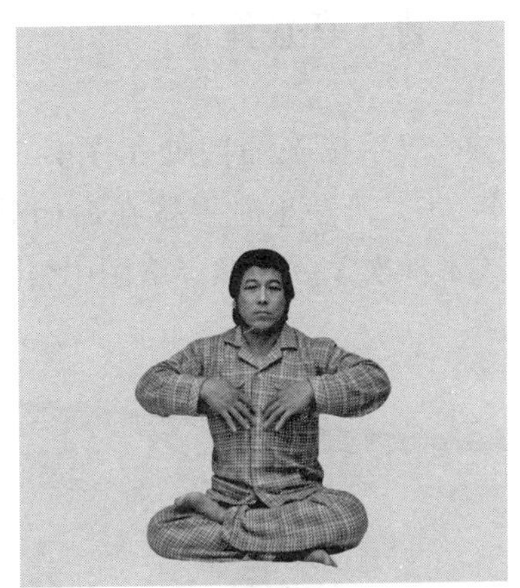
图4-27

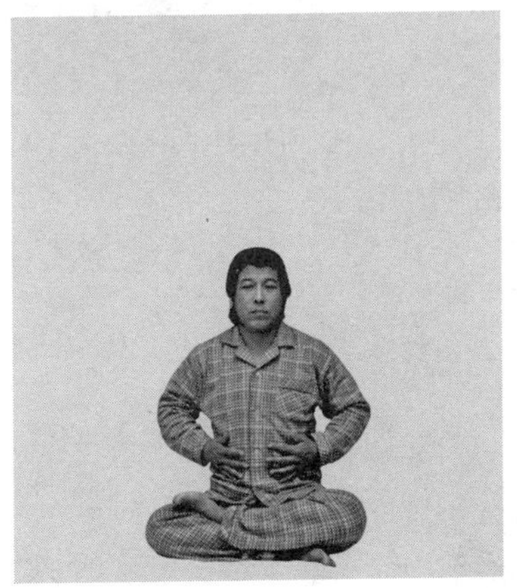
图4-28

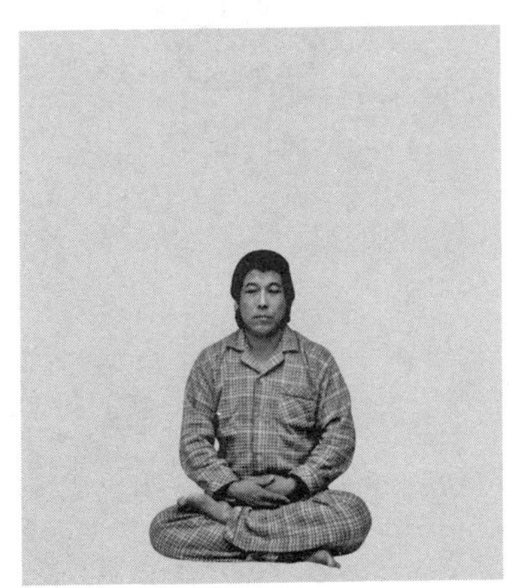
图4-29

四、真水周流

双手按在命门处（图4-30），同时向上、向两侧画环（图4-31），停止时手按在命门处（图4-32）。最好搓到微微发热（不计次）。参照经络图中督脉、足太阳膀胱经。

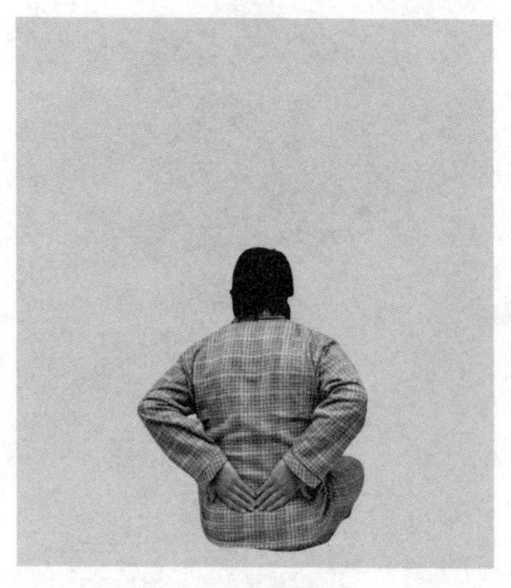

图4-30

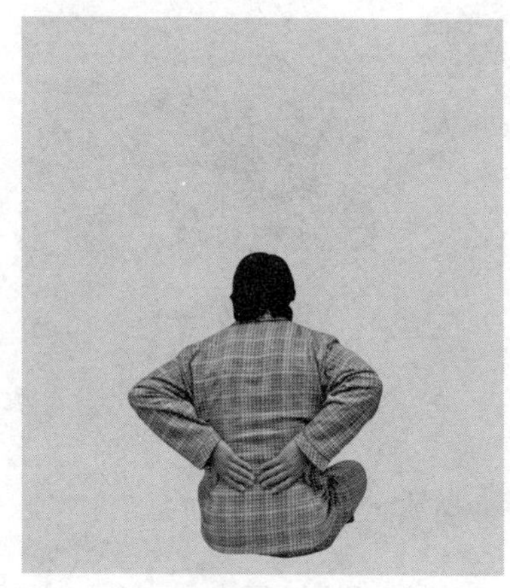

图4-31

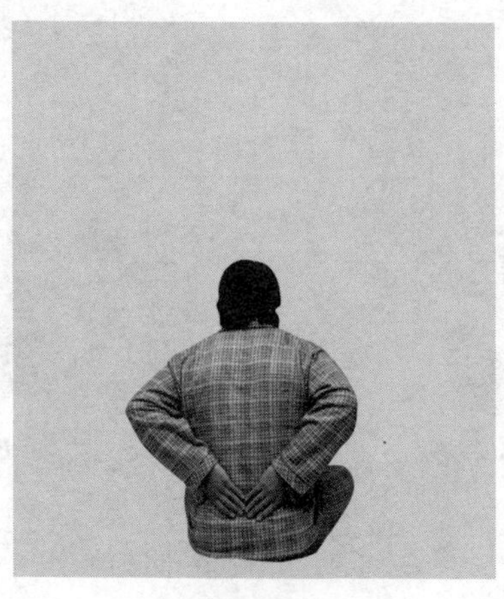

图4-32

五、顺轮周宫

双手合带脉（图4–33），由前向后，顺足太阳膀胱经、足少阳胆经下行，转足心由腿内侧三阴经向上直入带脉，反复行之（图4–34～图4–37）。此势可取站势，两手同时动作，也可坐在床上先做左侧，后做右侧。参照经络图中足太阳膀胱经、足太阴脾经、足少阴肾经、足厥阴肝经、带脉。

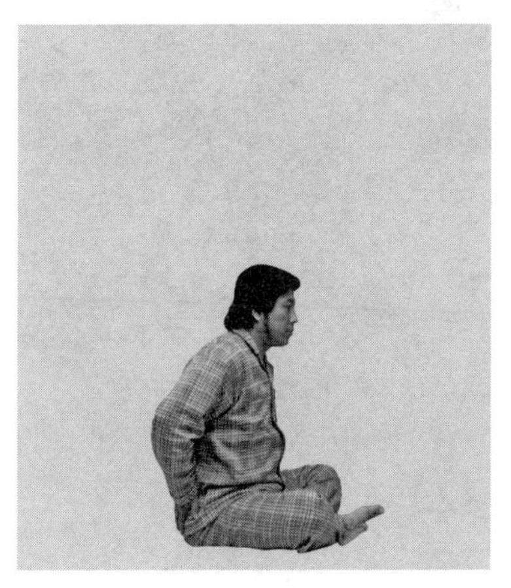

图4–33

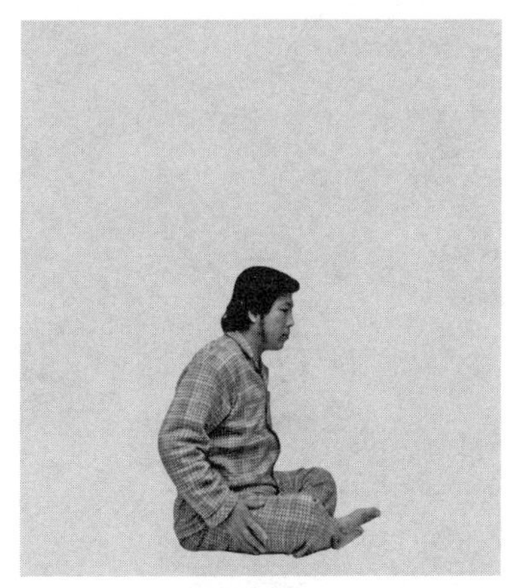

图4–34

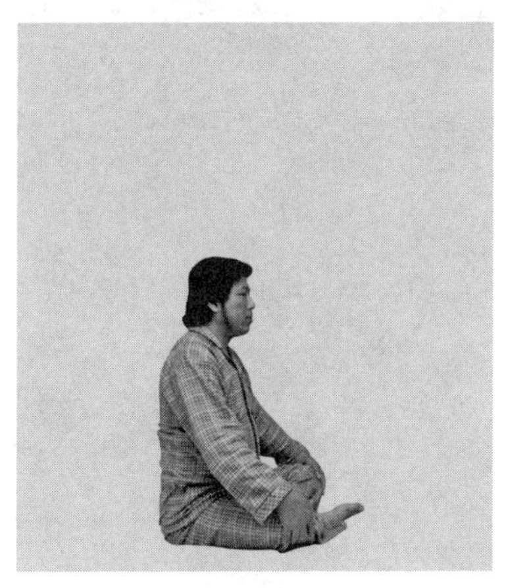

图4–35

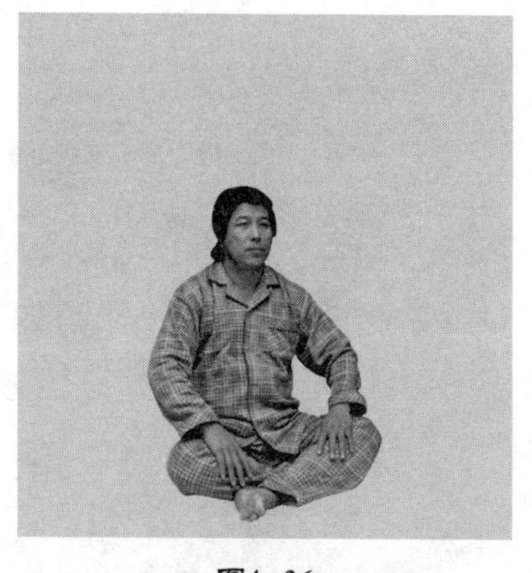
图4-36

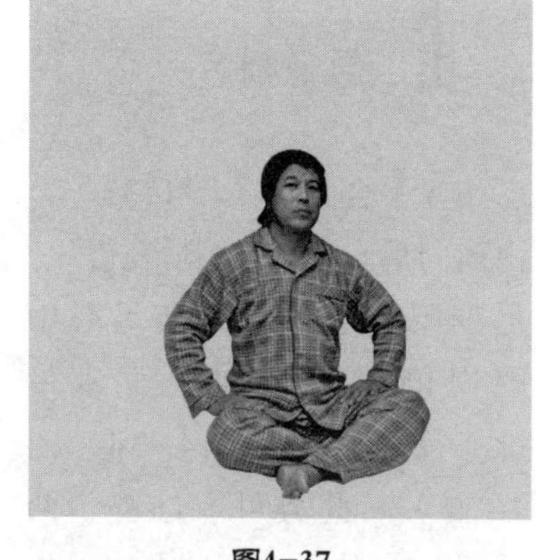
图4-37

六、黄河置足

取坐式或靠腿式，用掌搓足心涌泉穴，画环而摩。复搓趾。用力大小以自感舒适为度。左右脚各搓三十六次（图4-38、图4-39）。参照经络图中足少阴肾经。

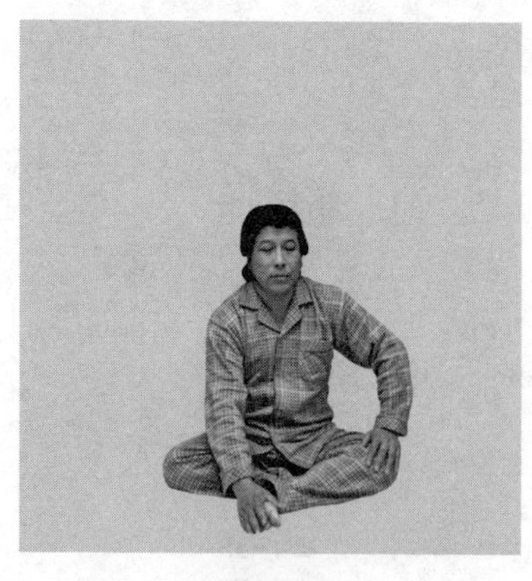
图4-38

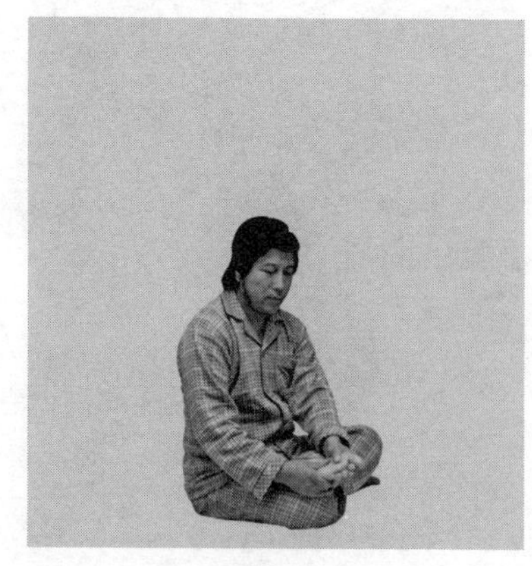
图4-39

七、通天彻地

双手上下重叠（男左手在下，女右手在下），掌心向胸前（图4-40），沿任脉天突穴向下移至丹田止（图4-41、图4-42）。重复九次。参照经络图任脉。

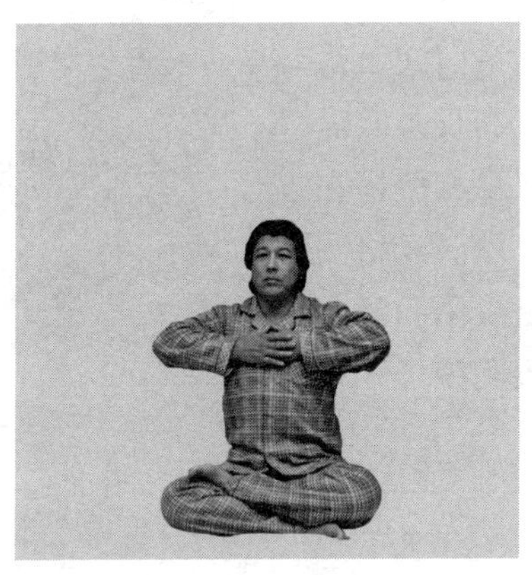

图4-40

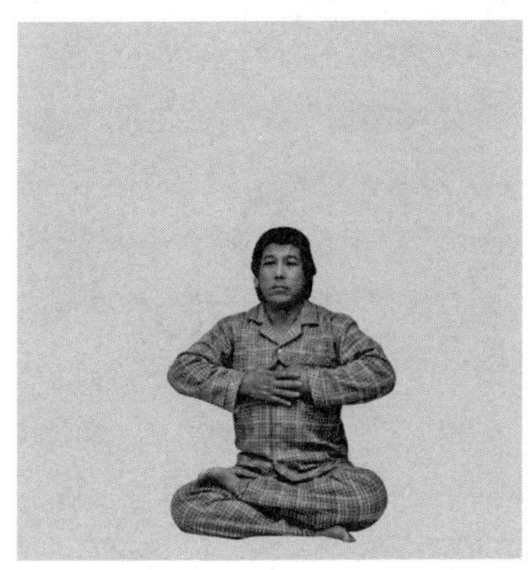

图4-41

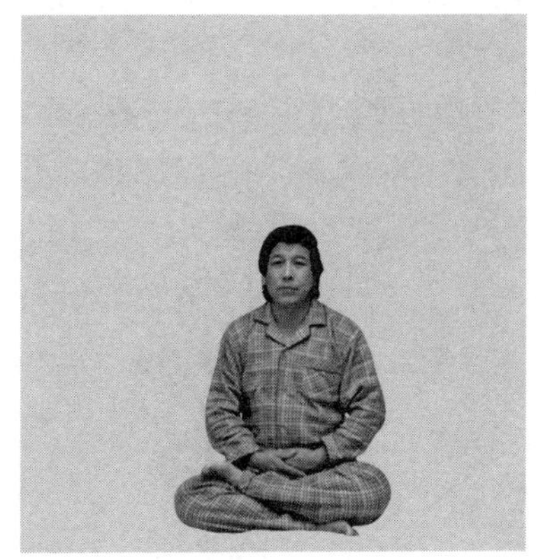

图4-42

八、龙虎交宫

双手分别从左、右两肋斜方向搓至丹田（图4-43～图4-45）。左右同时搓几个要穴：章门、京门、日月。此式涉及足厥阴肝经的章门穴、足少阳胆经的京门穴和日月穴。反复摩擦，最后双手相叠捂在丹田，男左女右。参照经络图中足厥阴肝经、足少阳胆经、足阳明胃经、足太阴脾经、足少阴肾经。

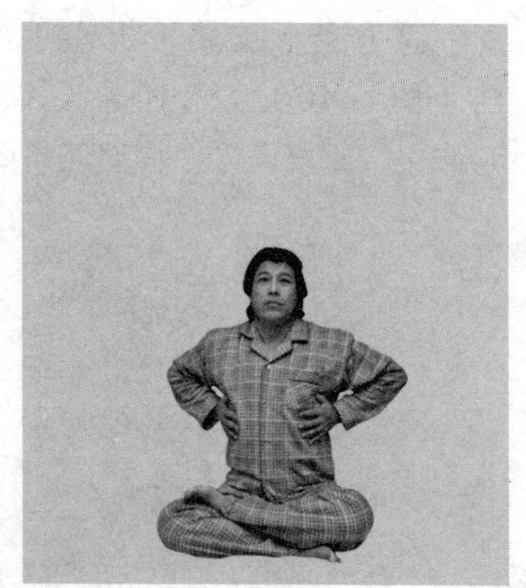

图4-43

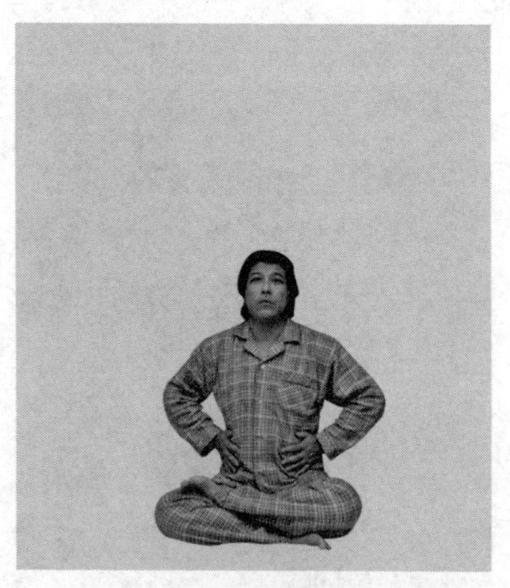

图4-44

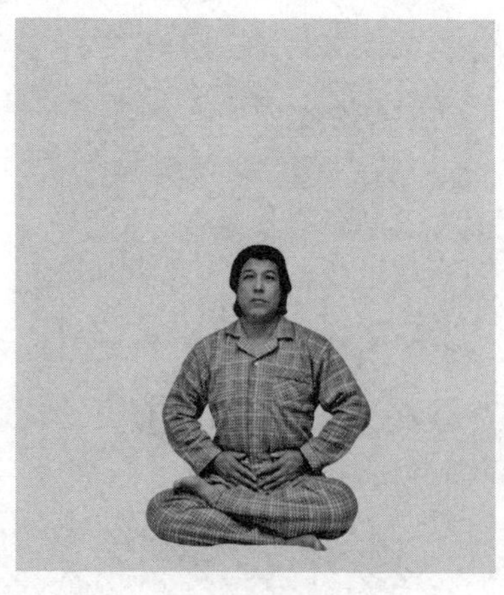

图4-45

九、昆仑燃顶

1. 搓面。两手搓热后搓面部，从两颊沿脸由前向后搓，合于脑后、耳后、两腮，复行七次。（图4–46、图4–47）

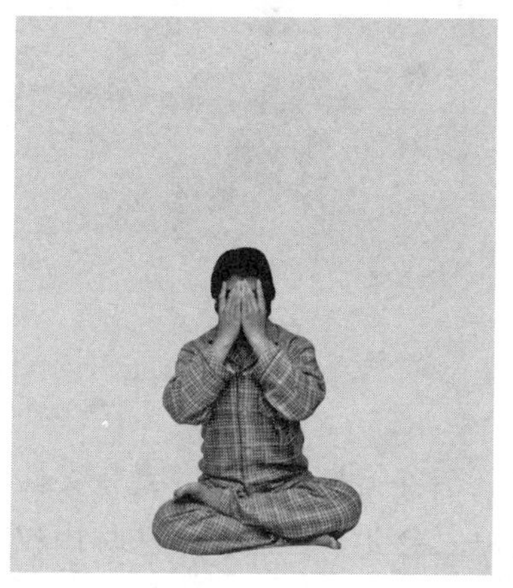

图4-46

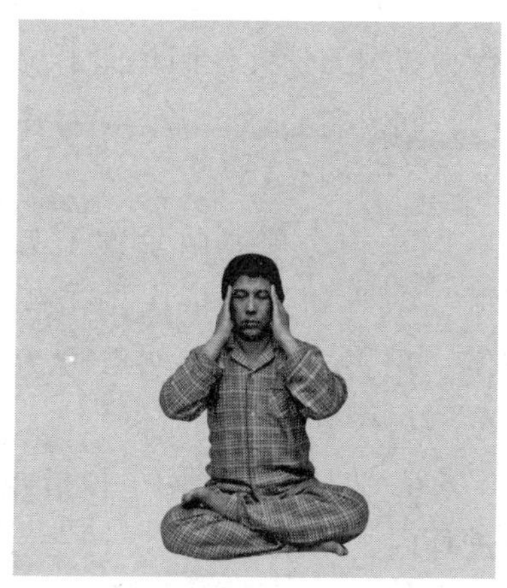

图4-47

2. 擦鼻。用两食指内侧摩擦鼻梁两侧，从上向下反复七次。（图4–48）

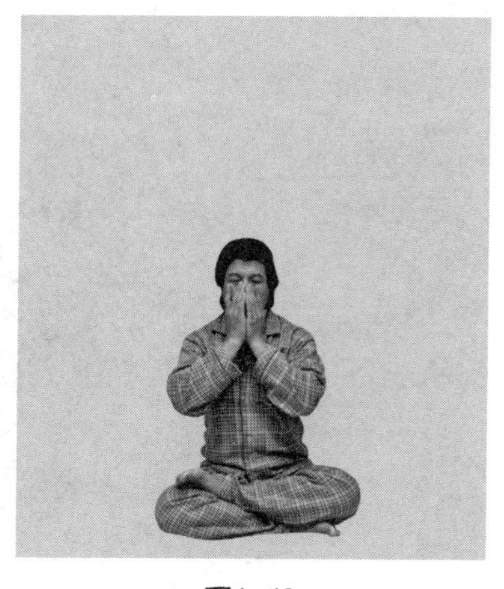

图4-48

3. 擦眼。两拇指按于太阳穴处，用食指内侧在上下眼眶各摩擦七次。从内向外，拇指不动，两虎口交叉，摩擦额头七次。

4. 擦耳下拉。两手中指、食指成剪刀形夹住两耳向下拉动，同时掌心擦脸部，左右各七次。（图4–49）

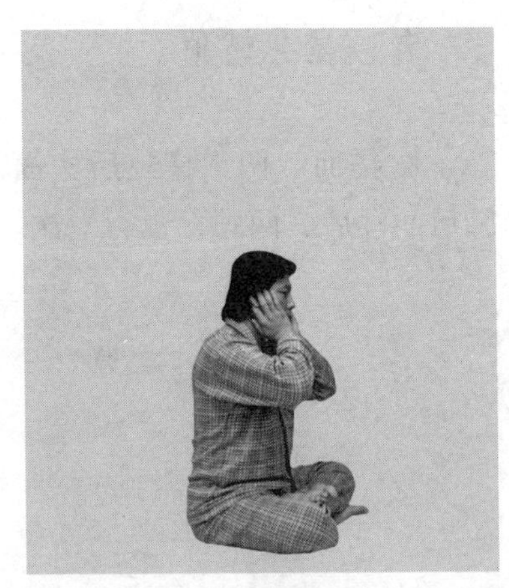

图4–49

5. 拍头顶。两手置于头顶，掌心朝下，依次拍击头顶。用力大小以自然舒适为度。左右掌各拍七次。

6. 转耳拉雷。两手食指伸直，其余各指自然弯曲，食指尖插进耳内，稍用力向内旋转之后，稍停一会儿，迅速将手从耳内拉出，共七次。（图4–50）

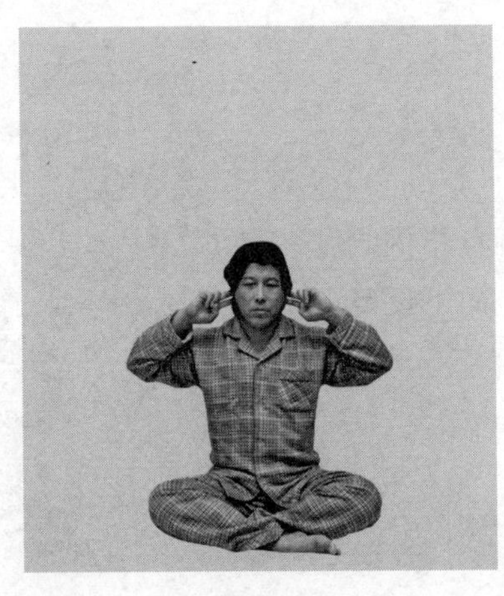

图4–50

7. 擦后颈风池穴。两掌从前额处经头顶向后摩擦至后颈风池穴处。用力向下摩擦七次。（图4–51）

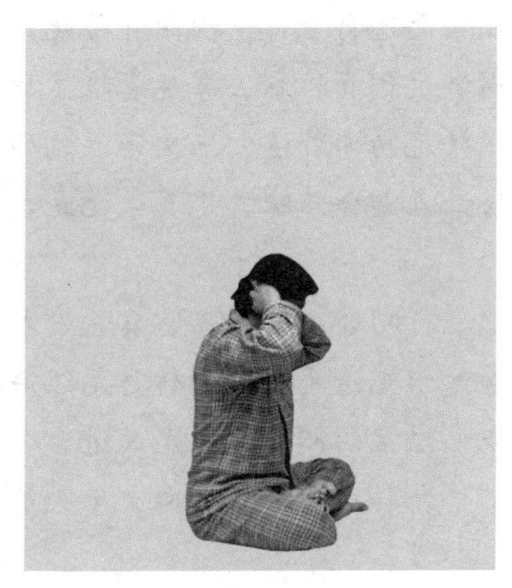

图4–51

8. 擦头顶。两掌从前额处向头后摩擦至风池穴，经颈部两侧再向前沿任脉而下至丹田处，两手重叠捂在丹田处。同时下腹内收，挺胸，会阴上提，将气聚集于丹田内持续1～2分钟。

另一式，一手捂丹田处，一手由丹田上行沿任脉至头上，从正中越头顶至脑后、颈部，复下丹田。两手一上一下摩擦头部、脑后、颈部复下丹田。

参照经络图：头部六阳经络。

第三节　九龙环原序

仙家大道自古传，阴阳并蒂此宗参。
周游元都真性本，摩尼真境显慧元。
九转元功内外法，三乘密注乾坤田。
移来真火合三昧，元真造化九龙环。

此术行功守道真，离宫真诀发本音。
静注华光透元海，动转丹元照法根。
先天至宝阴阳体，通元大道古今闻。
三番九转成大器，是取大千火炼金。

第四节　九龙环精修密持大法·九第玄功

九龙环为传统功法。导引循经，运化真脉，复执大道生成初形。动静生化，内外一注，先天呈华真如内景。

九龙环功法锻炼过程共分列为九个层次。九龙环精修密持大法·九第玄功，分述如下：

第一阶段：内功按摩法

每日按摩，以自身运化来调节体内阴阳的盛衰，疏通经络，作为修墙补屋、平衡自身、祛病强身的手段，可称为内功按摩法。这种靠自己行功锻炼达到强身健体的手段，正是修真者要走的第一步。先辈祖师指出："妙悟大千万乘法，始知万品如一练。"

第二阶段：精微修持法

在第一阶段的内功按摩的基础上，转入调节气机的运化阶段。它是以后天来补先天的修真捷径。这一阶段是进一步提高内功修持不可缺少的行功，称为大舒大展的精微修持法。通过此阶段的锻炼，改变了体内气机运转的速度和力量，加速了新陈代谢，使得精、气、神俱足。

第三阶段：行血推脉法

此阶段是在前两个阶段行功的基础上进一步提高，是内功中内运阳气、周尽元身的自我行功，是内景功与气化导引相感通的阶段。行血推脉法是以内功、内力在身中运化，而使气血周遍全身，是行功治病的方法。通过行功可以为我为人，施功行术，大造人天。

行功演习到这一阶段时，自身阳气旺盛。龙是自身的阳气，周身阳气充盈喻为龙腾。阳气在体内太乙循经，无微不至，润泽着每一个器官、脉络、毛发、骨髓等，从而提高了自身的感知力和灵敏度，从知己达到知彼，因此能救济病苦，广渡有情。

第四阶段：去矿留金法

去矿留金法是九龙环内景功中的专修功法，可以清血洗髓，再造精神，是推动形体运化的力量，也是出智力慧景的功法。久习此法，可以治疗顽疾，可增进内景功力。

在第三个阶段行功有素的基础上，进一步提炼、升华，随九龙环按摩动作在周身循行之时，可在内景中看到自身闪出星星的亮光。日复一日，行功锻炼，星星之光遍及全身。进一步地练功，使自身在天、地、人的时空运转中，能保持住光照大千，以光的速度、力量慧照大千。内以养生，外以却恶。从外观看，人的精神面貌焕然一新，而在内则是内在素质、真如智慧得到开启，人的应变能力、接受能力、判断能力空前升格。认真演习此术，打好内景专修功的基础，方能进一步提高。

第五阶段：紫霞飞升法

在去矿留金的基础上功夫更精一筹，配合丹道，以期精进。正是：

牟尼珠光照太乙，紫霞飞升又一层。
九转元华明实象，三乘妙道见真如。

第六阶段：蟠龙飞天法

此阶段是武技的奠基。演化、内功外运的阶段。长期的行功丰富了这一阶段的内容，演示出多种行功的风格，以期转入由动入静的专修，如蟠龙滚、降龙掌等隐于武林的神功。

第七阶段：太乙循经法

以上的行功功底扎实，达到神化境地，即用于按摩于身，任行其道，作螺旋状行功，发缠经力。以内缠经、外缠经而运化，从头至足无不通畅。

第八阶段：九转元华

行功运毕，静坐冥心，有耳聪目明、津液填满、神清气爽之感。久而行之，有数条热线盘绕周身，强壮内脏，舒展筋骨。做功次数减少，仍保持热遍周身为度。

超级的热量，超级的灵光，就能孕育出超出常人的功能。

正是：

九转元华施大法，超灵功能初显华。
真师法地授密法，遇机而学育真华。

第九阶段：

这一阶段动功可以休止，只需静坐观想九条火龙沿经循游，周身有热感。收功时，九条火龙可以返归丹田、命门处。

正是：

大丹源头贯古今，大道精神妙周身。
巡游乾坤真瑞野，运化铅汞鉴慧心。
九转元功开坦道，三光照耀现真尊。
无思无虑无我象，坐运真华到玄轮。

第五节　九龙环功谱原文及注释

【功谱原文】

合掌当胸观本尊，清霞雨露润真身。
化合元通真法象，妙运坎离周游真。
双掌慧化龙探爪，内外周经阴阳分。
乾元宫中双环起，瑞野庭外虎龙奔。
先天真水冲坎地，太乙元华聚原身。
摩尼丹撤真宝气，灵珠子现紫光轮。
黄河水卷三江口，昆仑火燃六阳根。
九转元功真法迹，太乙周游法境新。
千载积雪随时化，万岁结丹即现金。
真元妙法元功注，大道真髓自修真。
化中自有不化法，法外何须苦求寻。
丹顶元明催火浪，太阳神火炼真君。

【功谱注释】

合掌当胸观本尊

“合掌”乃道家混元桩中练功法印，与佛家合十同，位在膻中，亦为庄严法度。“观本尊”即用先天真慧观察自身真我之本来面目，又当解释为本宗师尊法祖之真容，如释教观本尊法象，初练功入静之意守阶段，或观想遐游。

清霞雨露润真身

功中津液填满，肾水蒸腾，与自然界中的太乙清气化合，如悠然春风，甘甜雨露，润泽自身真髓的成长，即古人言“服气餐霞饱即休”。

化合元通真法象

通过练功的自身变化，与宇宙天体达到的统一，是功中的锻炼过程。这个过程可以称之为“元通”，即通达先元真法象，亦三教旧义中的本尊。

妙运坎离周游真

抽坎添离，天地交泰，形成周天气化，水火周经。这个幽微精妙的运化，使精、气、神三者化合为流丹，周遍全身，从而达到养生炼丹的目的。

双掌慧化龙探爪

九龙环的练功方法是先从两手摩擦开始，虽然是自我的按摩，长期的行功却给后来的慧功武途打下了基础。坎离交宫的功法即可化为神龙探爪式。

内外周经阴阳分

人体中的经络分布、气血流注的多寡，关系着人身的健康。十二正经、八脉奇经、阴阳的交注，皆在功中体现得分明。九龙环的运行乃是升阴降阳之法，走逆而成仙的途径。

乾元宫中双环起

古言：“大道至哉，乾元亨利贞。”练功的神意相合，两手摩搓沐浴周身，促进经络的疏通。周身气血循环、新陈代谢的变化，推动着生态的更新。

瑞野庭外虎龙奔

血脉的调合、周身的气化过程，都在行功中得到改良。虎龙是血气的术语代词。

先天真水冲坎地

肾为先天之本，命门之火主宰一身阴阳之变化。正北方坎为水，正是练功要修之处，首先下手之基点。先天真元的强壮，取决于坎宫水府的肾功能。

太乙元华聚原身

“太乙元华”乃丹家修身养命之宝，即先后天之肾元真气。欲达到修身延年，尽要补全已漏之躯。心意不动，守真抱一，相火不动，元阳不走。在内者生身，在外者生人。

摩尼丹撒真宝气　灵珠子现紫光轮

精、气、神之结晶，佛家喻之为舍利子、摩尼珠，道家称作元丹、玄珠、胎仙、灵珠子。凡功德圆满者，自身气场较强，即如意宝光、吉祥瑞气通明彻体，光透紫极。

黄河水卷三江口

三江口乃会阴穴。三江者，即任、督、冲三脉之合称。正所谓，“太乙气化冲任督，三流合出阴跷库”。丹田火发，火运水轮。先天气浪即为黄河。此刻为千钧一发、大药旋宫之际，学功者当须谨慎。

昆仑火燃六阳根

真元俱足，一气通真，百会开通后，玄珠腾跃，光焰无际。百会为人身诸阳之聚，汇在昆仑巅顶。六阳魁首指人体头部。

九转元功真法迹

九转元功，内外丹法，九龙环术，传自武轮真宗，是密门功法。内功精纯的人，行动举手投足时，真气往返，无一不合于自然之律，而有自然之妙。

太乙周游法境新

行功时，真气在升降开合的运行过程中，体现得极精妙。除固定的循经规律外，经过开通诸经，即可以走螺旋真力，产生内力潜转，我们把它称为太乙周游。这个过程是玲珑法身的修习。从机械的摩搓到内含真意，达到太乙周游的循经而动，是质变，是功中的新生命。

千载积雪随时化

古人把人身的气化过程喻为白雪（黄芽）。结晶的琼雪从天降下，阳气上腾时又化为蒸气返回太空。即“只因他年降尘界，春风送君（吹尔）登空去”。千载积雪是言功底深厚之人，每时都可达到行功质变。

万岁结丹即现金

经过精、气、神的凝集而产生大药，为舍利金丹。大丹的结聚乃需千辛万苦方可得之，故言万岁结丹。丹成熟后，身心又是一番新光景，则为金丹大道有成。

真元妙法元功注

渊源千古的丹经学理，益寿长生的行功加持，而形成光耀古今的真元大道。葆真全气，复返先天本来面目，是探索生命的新途径。

大道真髓自修真

剖尽真元大道、金丹密说而详言其奥秘精髓，唯有去亲身修炼，方能洞知其中妙秘，取得修真之果。

化中自有不化法

功法的修习，功果的精进，由规序之哲理继而发展到化境（无我相，人相，众生相，寿者相），进入精进阶段，则必须有不变的概念，即不变随缘，随遇而安，能与虚空同体，故能与虚空同寿，此意不变专一诚也。

法外何须苦求寻

练功有一定的规范而后，则要努力行功，久之必达到目的。功夫应是水到渠成，并无可望不可及的高招妙法。

丹顶元明催火浪

丹经的大小丹药，是有一定次序来修的。达到元明阴阳化合的地步时，则需要掌握如文武火候的使用，免得舍利飞丹。

太阳神火炼真君

取离宫太阳真火，补充自身丹源，以求纯阳之体。真君即为己身的元命真人。没有纯阳之体，焉能修成大道。

九龙环内景谱文

摩手起云珠，逆经住周流，
内外循宫走，太乙运九筹。
双掌按当胸，中指印膻中，
外行双云扑，内转真华功。
蟠桃运掌锋，下转注丹宫，
周注混元象，一气镇当中。
日月玄机动，章京二门经，
肝脾疏经脉，青黄同注经。
命门扶轻掌，外展太极形，
阴阳双锋入，真火居立宗，
玉带归云海，层层纳入宫。
上下顺天地，两仪运双庭，
额巅顺鼻柱，中指轮转睛，
开天真阳处，回转九重峰，
内外如一处，开通九环宫。

九龙环揭密诗三首

合掌当胸运神功，先元妙法此处通。
周轮自注黄庭位，分野长润清华宫。
上下推转施丹密，左右周循纳真精。
轮转之功非俗法，乃是仙人造化功。

先师当年成玄迹，九龙神火运丹庭。
内外周经推白雪，虚实成象聚黄晶。
随手飞真展灵剑，顺势倒脉呈神锋。
留下神功还旧俗，灵台飞身显元通。

自祖呈真传大道，太乙门中火龙功。
九龙环推真诀密，三锋杵动玄华生。
潜气修身壮神我，去矿留金演元功。
推滔赶浪追明月，紫霞生处慧日升。

万元开真篇

吾途大道远纷纷，千古真华流至今。
元皇宝刹通玄径，万乘瑞阁法真音。
玄都城中真元圣，紫极宫里正阳君。
离宫长运三昧火，肾水周游万轮身。
九转元功非自鉴，事为一法久行均。
大千真如通明镜，八极元龙悟玉根。
渺然顿开光虹密，畅法众灵归一尊。
八万四千同真注，三千六百总知音。
妙华大道同根悟，一尺玄光几岁金。
八法真宗源三界，六艺精魂贯大千。
七宝光存太乙地，二仪生化此中机。
玄功注，元明真，谁参知悟远近君。
多少黄金种真华，黄金妙芽几岁发。
灵心一动阴阳化，洞彻壶中天地身。

我心常寂身若枯，千般情劫吾不出。
长守空定自见法，长入中定曾印元。
无我之宗有吾在，有吾之功吾未见。
无我能现真法相，我来三界何为之。
无如之境显妙时，空宗自然显吾师。
曾经光注大千地，无法怎言此宗机。
总然有本难参透，断然如梦醒来痴。
梦中得金千斗易，睡眼睁开万缘息。
一心索取大千道，万众之中谁为之。
世人身居五福地，六欲魔头费心计。
依然顿足登空去，升腾若雾雪为诗。
只因他年降尘界，今朝广示飞起去。
同至玄山见真主，共悟妙法好玄机。
大罗天仙真宝地，阴阳显化出一局。
如此功夫如此妙，顿然启彻其中密。

……

大道真宗元始华，统元定律第一家。

第五章　横运太极手

横运太极手是属于前人遗留下来“醮坛书真”的古老内容，是过去“宗儒隐真”不传于世的内练功夫。按原来旧的修习颇有繁复，按其内在的隐意，无非是调节两臂、两肘以及手掌的阴阳气脉交流。祖国医学指出，人的手三阳经分布在手臂的外侧，手三阴经是分布在手臂的内侧，通过阴阳循经来调节气血。三阳气脉的走向是从手走向头，三阴的气脉从头走向手。“横运太极手”是活跃手三阴与手三阳的气脉动作。横运太极手可以是站式、行功、坐式。

一、站式

身体自然站立，两脚与肩等宽；两手上下相对，横前臂置于胸前，两手合抱，如扣抱“橄榄球”状，哪一只手在上都可以，现以右手在上为例。（图5–1）

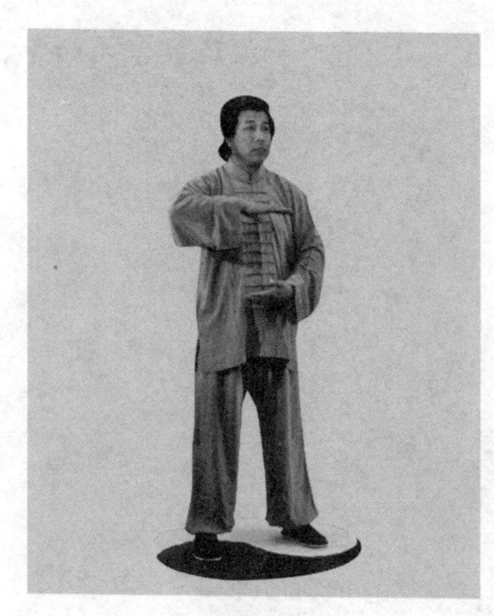

图5–1

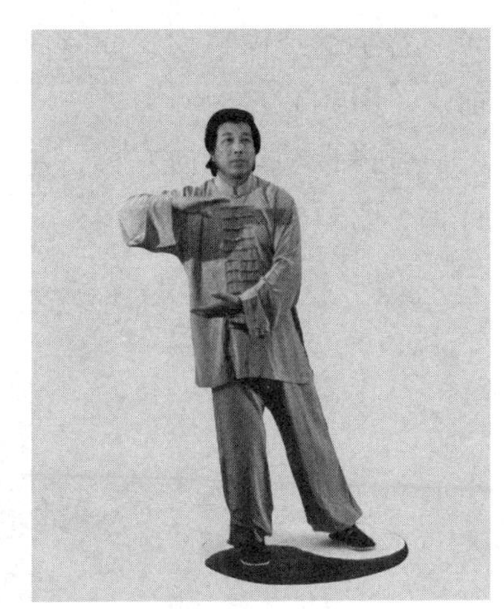

图5-2

两手上下相对浮按数次，细心体会，两掌有微热、微胀的感觉；然后身体右移，带动双手抱球向右水平移动。（图5-2）

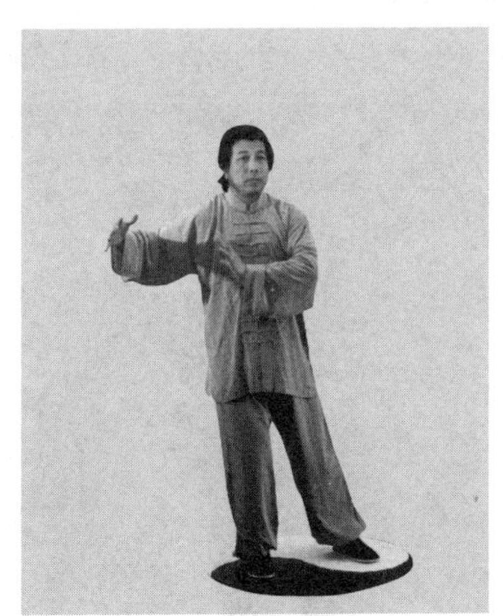

图5-3

然后两手分别由上至下、由内向外做滚动球状；右臂以弧线向外、向下切，指尖朝前，掌心向左；左手向上旋腕，掌心向右，指尖向上，两手遥遥相对。（图5-3）

右手继续向下切，同时向内作搂抱状，左手抬起前臂横于胸前。（图5-4）

身体带动双手向左移，左手以肘为先导，右手以穿掌向左运行。（图5-5、图5-6）

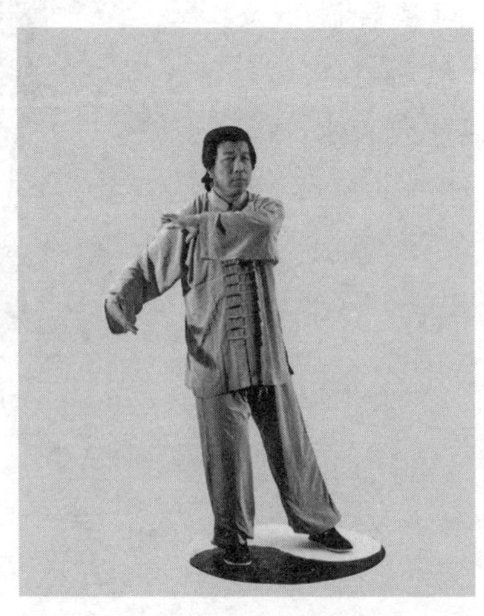

图5-4

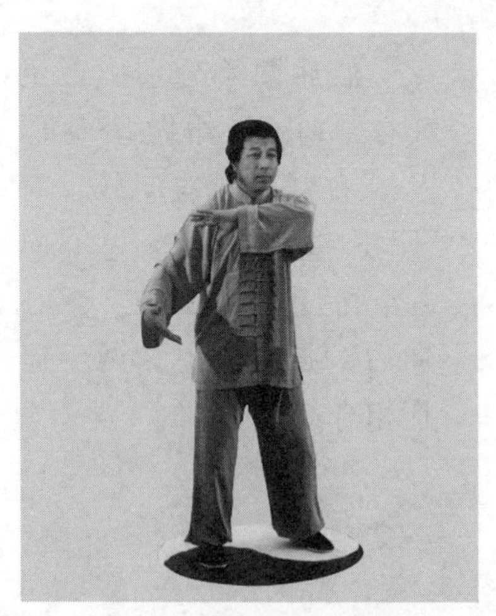

图5-5

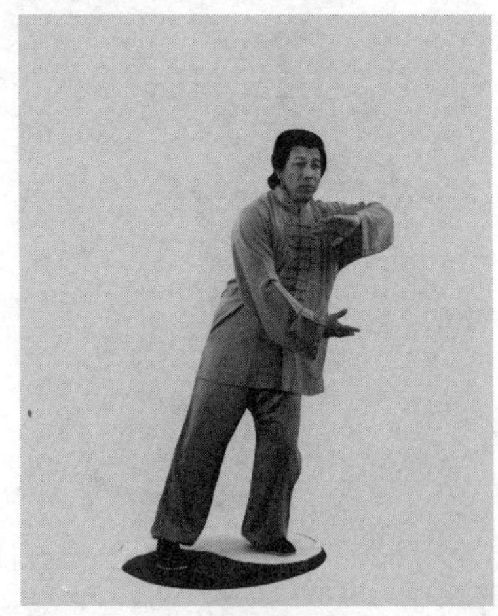

图5-6

运行到左边时，滚动球体，使右臂横于胸前，然后向右运行。（图5–7、图5–8）

如此一左一右，周而复始，反复动作。

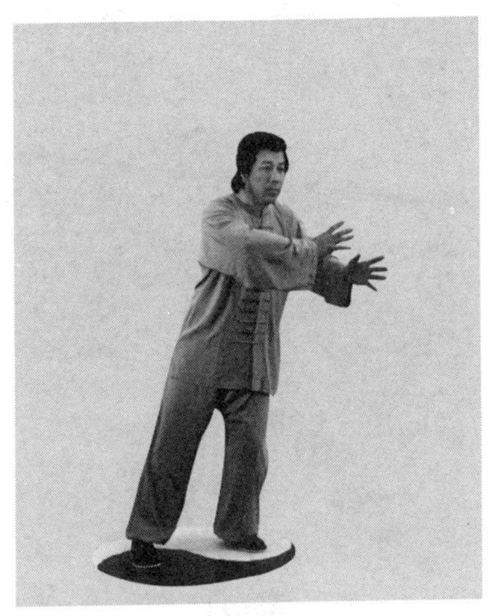

图5–7

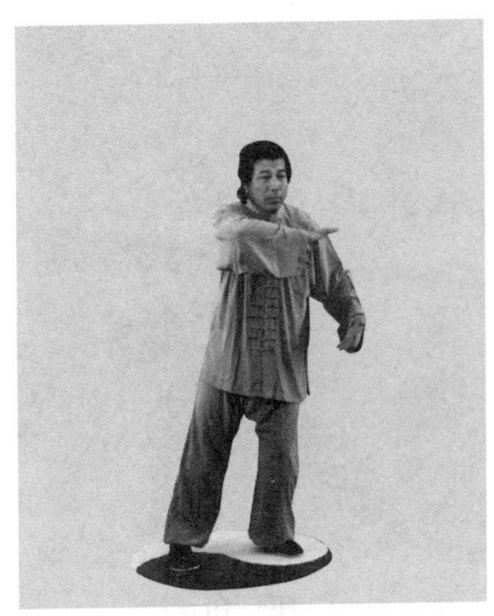

图5–8

二、行功

待站式练熟以后，可以结合步法而成为行功，手的动作与站式一样。继图5–8，在身体向右运行时，提起右腿向右前方跨出一步，右腿弯曲，左腿伸直，成右弓步。（图5–9）

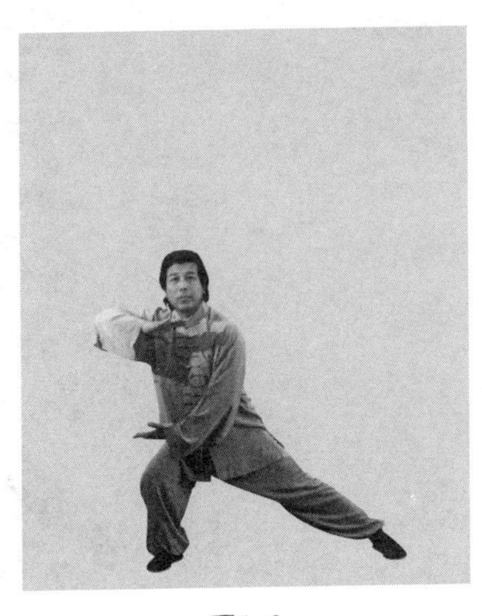

图5–9

在向左运行时为左弓步。

在转动球体时微微转身。（图5-10 ~ 图5-12）

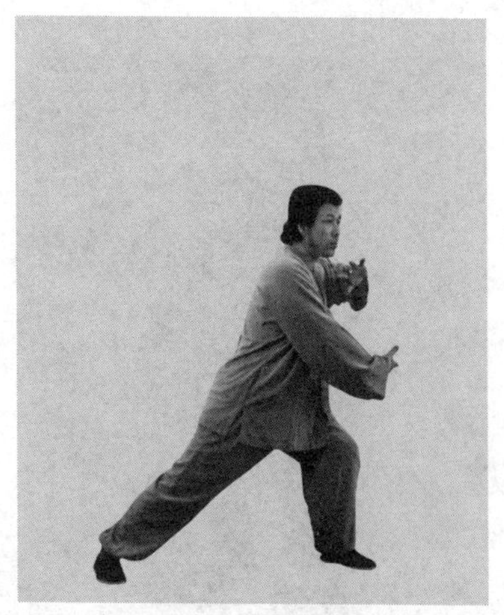

图5-10

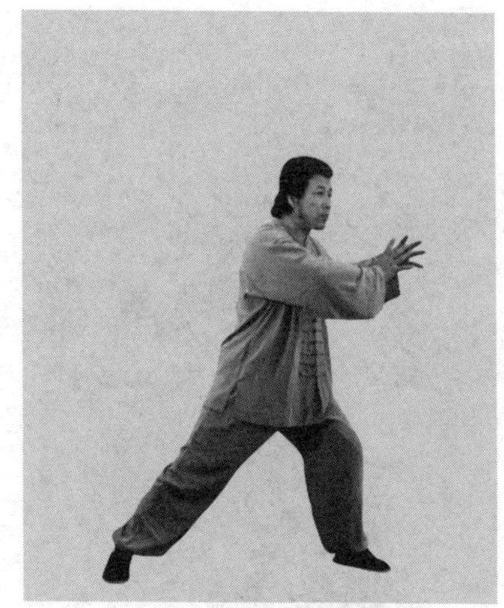

图5-11

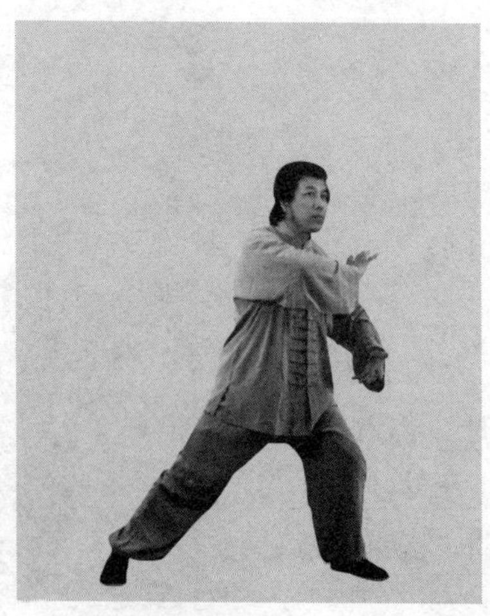

图5-12

三、坐式

横运太极手还可以坐着练习。身体自然端坐，双手动作如站式。（图5-13 ~ 图5-19）

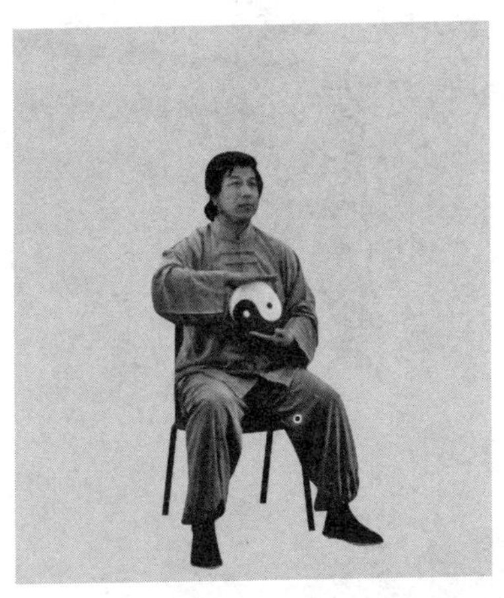

图5-13

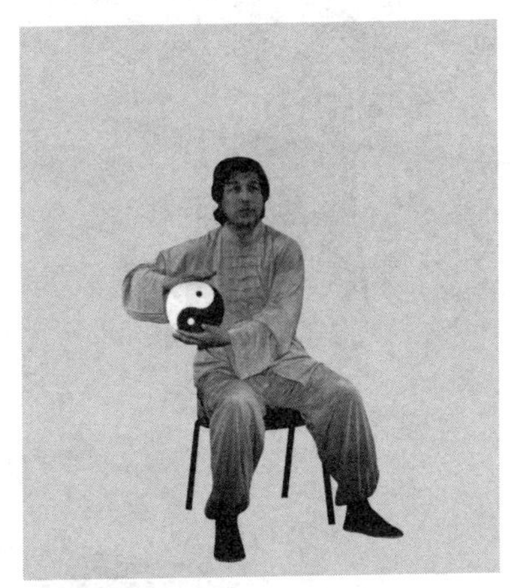

图5-14

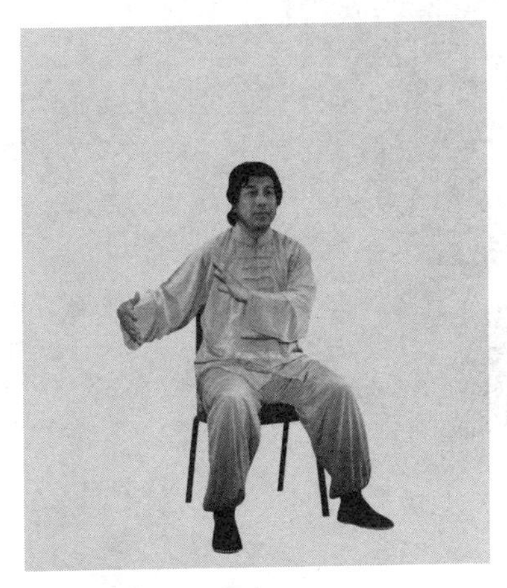

图5-15

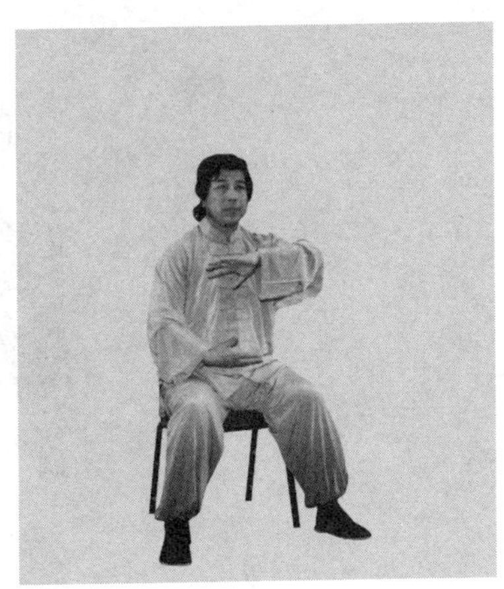

图5-16

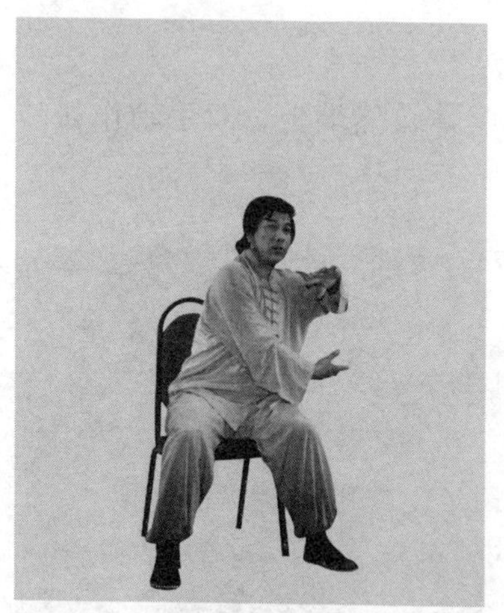
图5－17

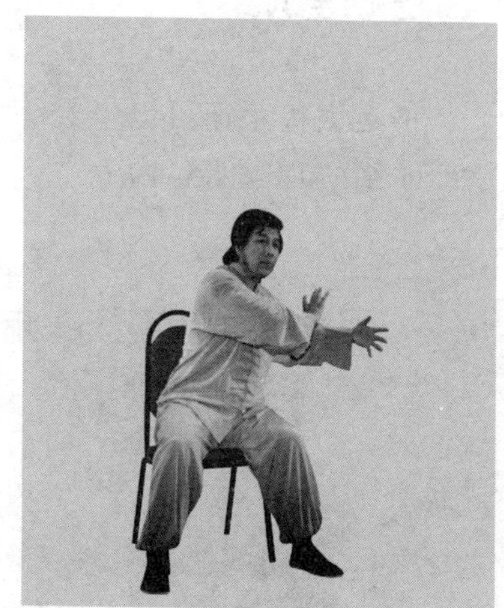
图5－18

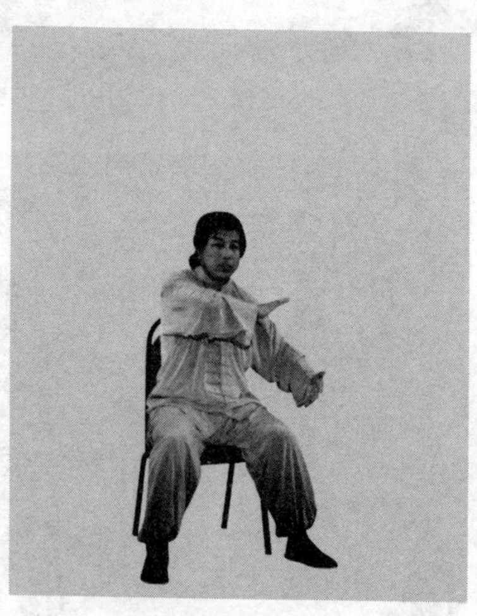
图5－19

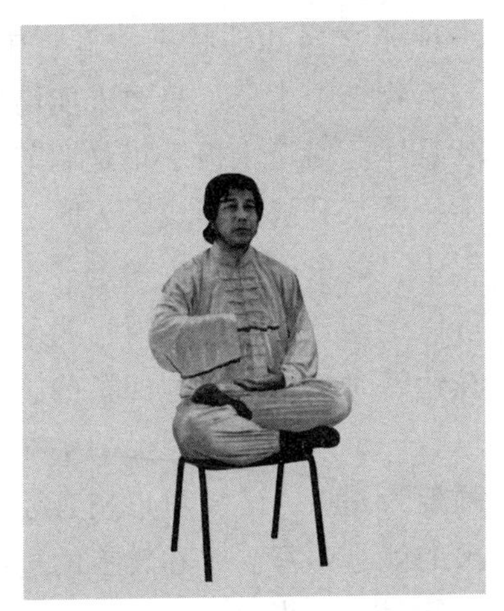

图5-20

收功：

收功时两手上下相对，慢慢相合（图5-20）。合到一起时，撒手松开就行了。

在练习横运太极手时只要两掌心相对，在中间就有一个物象，两手上下挤一挤就有感觉。初学时运动的速度可以慢一些，幅度可以小一些。两手相互作用，由小的开合动作逐渐展开，渐而转换为将手中的“橄榄球”像做太极拳的“云手”那样展动。两手在左右循行的长球状的运动过程中，使两臂的气血周流，阴阳气脉得到相应的调整。行功次数多少不限，根据自己的实际情况而定，但以九的倍数为佳。

在金木水火土这五行的关系中，如果把金、木这两种气合并在一块就是《修真图》中说的龙虎大丹。金和木在卦象中就是东与西，在物象则为青龙白虎。丹经中说：“西方白虎正猖狂，东海苍龙不可挡，两者捉来令死斗，化成一片紫金霜。”在人体中，肺属金，肝属木，把肝与肺这两脏的脏液、脏源之气收敛在一起可以产生质的变化。除了“金木交并”而外还有“水火既济”。人们在睡觉时，心火下降，肾水上腾，水火即济，就形成一种非常祥和的状态。五行中的土对应于人的器官为脾与胃，“万物土中生”，只要人能增进饮食，就能增加体内的元气，健壮身体。横运太极手正是调节这五行的关系，使人体内的心火下降，肾水升腾，形成水火既济，又调节了中宫脾胃。在运行的过程中，要求以手指尖先走。十指在中医中称为十宣，运动十指即可以达到宣和气血。拇指属手太阴肺经，肺主平衡，五行为金，在运转时拇指与其他四指的感觉是不一样的。上下两只手的位置也有一定的要求，上面的手在膻中穴，下面的手在神阙穴，以此两处为基点，上下可以稍有浮动，但不可离得太远，这样中间空出的就是中宫。手在转换的过程中，中间有一个球在运转。手在运行时，十指上就像有一些线一样拉了过来，而在转动时则弯了过来，这些线形成了一种完整的轨迹。

四、太极盘

横运太极手还有一种特殊的练法。自然端坐，散盘、单盘、双盘皆可。双手持一特殊的器械——太极盘，置于小腹处。虎口圆撑，中指与食指相并，伸直，两手合成一圆，如此就可以沟通双手及周身的气血流注。这是一种借助器械锻炼自身的好办法。（图5-21）

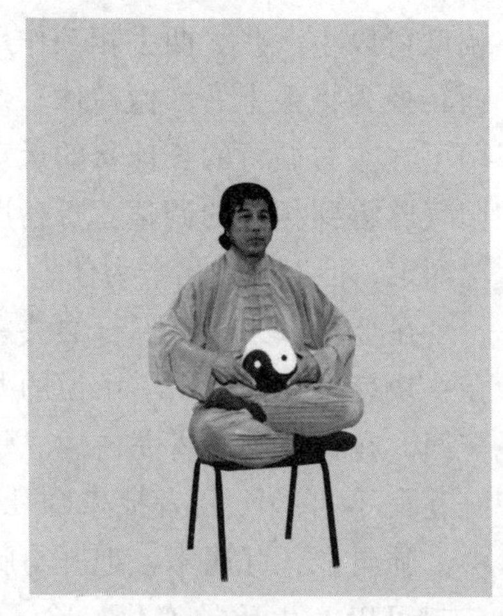

图5-21

第六章　劈雷震掌

劈雷震掌源于武林的内功掌法，亦是强壮体魄、调整自身气血的好办法。在武林内功的锻炼过程中既有单演，也有对练。对练与单演不同，两人练时要照顾到对方，出手是主动的。而自己练时可能拖泥带水、漫不经心的。两个人练时，如果漫不经心地练就可能打偏了，还有可能造成意外伤害。因而两人应当互相配合，认认真真地打。这种两人对抗的运动可以增强人的自信心。

由于击掌的力是通过肌肉的收缩而产生的，通过击掌可以增加手臂的内劲。同时这种练法又要靠自己的眼神、心力和周身协调性来完成。这种简单的撞击可以使身体的各个部位产生旋转的协调性，同时也增加了身体的灵活性。而动作的协调性是受小脑控制的，所以除了形体的锻炼而外，还锻炼了人的脑力。随着年龄的增长，老年人的脑的衰老是很明显的，通过这种击掌的锻炼可以改善脑的功能，延缓脑的衰老，延长人的寿命。

劈雷震掌又是团练元气的好办法。通过击掌可振发身体内的阳气，也使自己在生活当中有力气。在击打时发出的声音则可以震动人的颅腔，开发人的智慧。

两人相对，自然站立，目光平视；脚踏之位置合于八卦九宫之局，两人的四个立足点构成一个长方形。（图6–1）

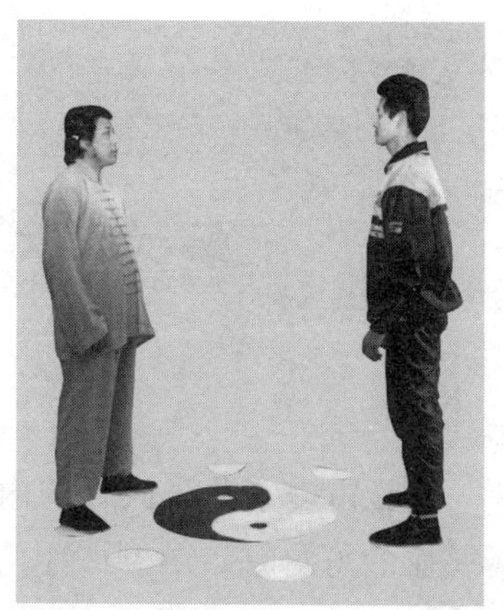

图6–1

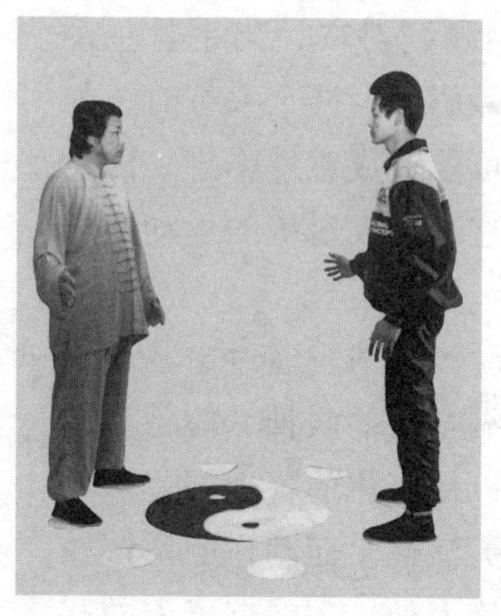

图6–2

身体不动；右手划弧，向外、向前荡起，准备向里拍打。（图6–2）

身体微向左转，随之右手向左运动，与对方之手相击。相击点与地上的中宫相应，高度与丹田相近。（图6–3）

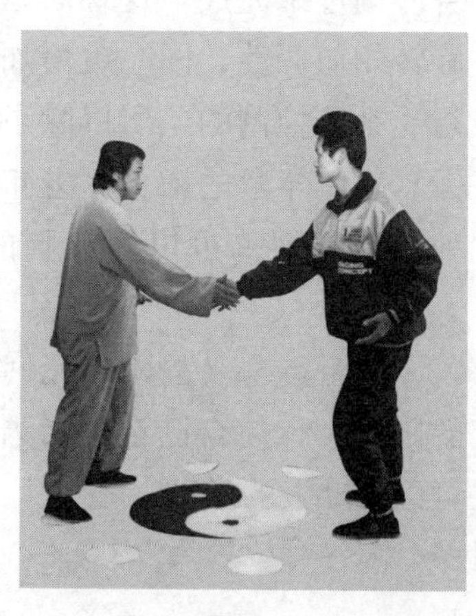

图6–3

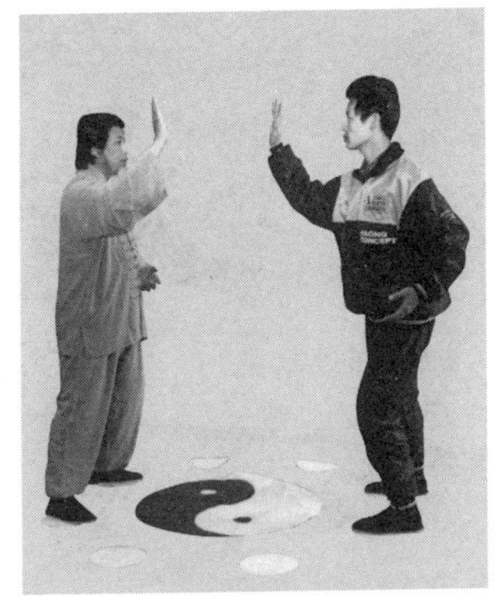

图6-4

身体继续向左转；右手拍打后继续向左划圆，运行至上方时欲击向对方。（图6-4）

身体继续向左转，重心随之向右移，左腿伸直，右腿弯曲；右手向前击向对方，指尖朝上。相击点高度与头相当，位置与地上之中宫遥遥相对。（图6-5）

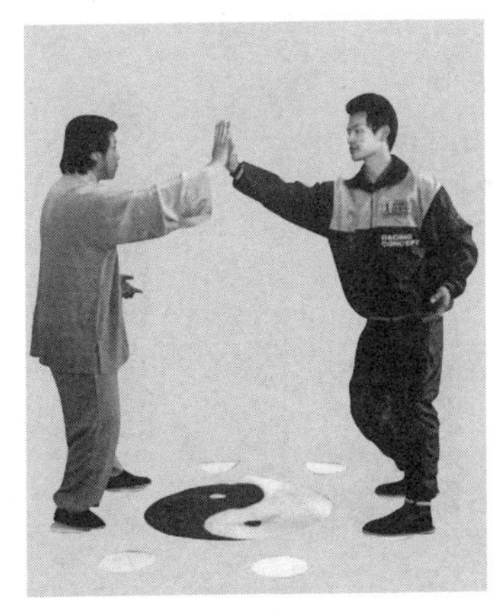

图6-5

右手击完后落下，身体向右转；随之左手荡起。（图6-6）

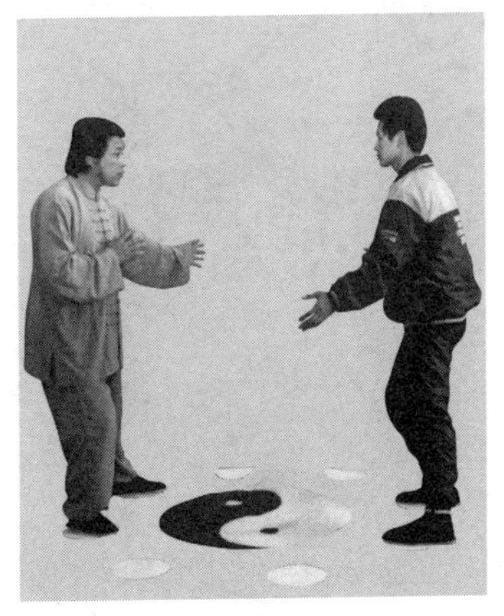

图6-6

身体继续向右转；左手击向对方。（图6-7）

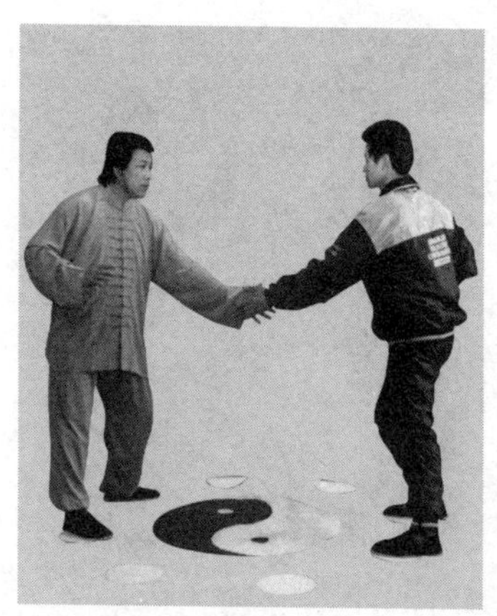
图6-7

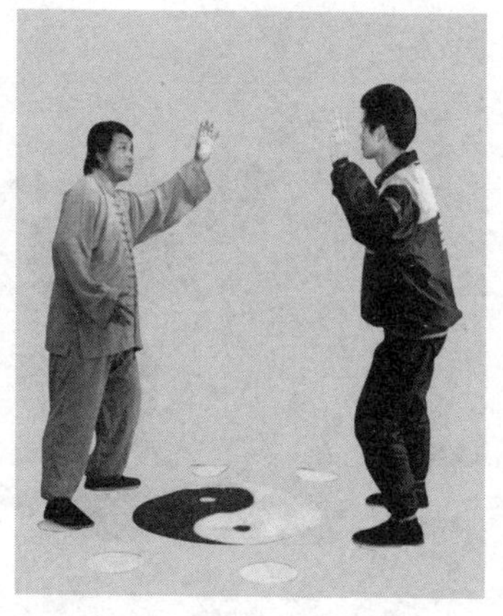
图6-8

左手击完后，随之划弧到上方，欲击向对方。（图6-8）

身体与对方斜相对，左手与对方在中间相击。（图6-9）

如此一左一右，周而复始，形成太极的运转。

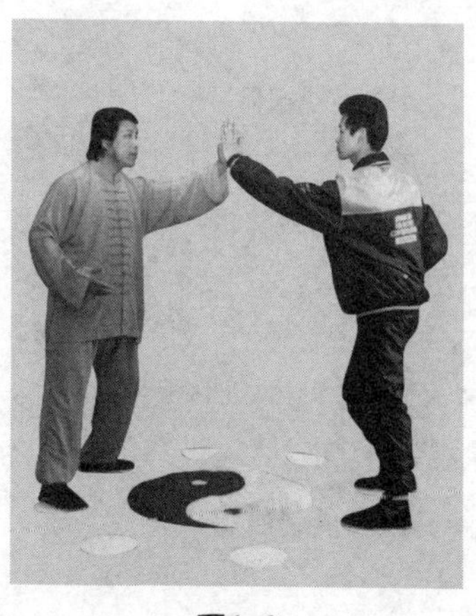
图6-9

第七章　真元修真法静功

第一节　静功入门

一、怎样做静功

静功，多半指静坐的内功锻炼法，也包括卧式。静功是通过姿势、手形、意识、呼吸几方面的调节，来达到锻炼的目的。

手的姿势各有不同，在行功中各有不同的含义，并起到不同的作用。内功是通过一定的姿势动作来进行锻炼的。而手的姿势，是很重要的组成部分，在内功锻炼过程中，起着重要的作用，它体现在每一阶段、每一层次的修持中。

手的姿势，在传统的流派中，道家称之为执法诀；佛家称之为结手印；儒家喻之挽手花；瑜伽又叫索指、结指。

一定的姿势，通过结指的形状，影响着气机的潜气内行，进行太乙循经时，会产生相应的变化。因此，内功的修持中，在手的姿势方面是大有研究的。这样深刻的内涵，在寺庙道院里，通过一些偶像的姿势，可以依稀地看到佛家、道家在内功的修持锻炼方面的遗迹。

在结指时，体内的真元之气运化为一阳初动，产生真气沿循内景隧道的气街，潜气内行，进行太乙气化。这种动力是元气冲腾，古人谓之龙雷之火。由于不同的指印法诀，不同的索结形状，直接调动体内的真气流通，也相应地出现不同的流注动向，这就是内气在行功过程中，由于结印不同而产生不同规律的气机交注。这个规律就是手印索指在行功中所起的独特作用。

静坐的姿势，可以因人而异，根据每个人的身体条件、练功基础，逐渐提高。

按传统功夫修持锻炼的方法，一般采用双盘腿的姿势，又称作双跏坐。没有基础的人，可以采用单盘（单跏）或自然盘坐式。

在条件不具备的情况下，可以采用坐椅子、沙发等姿势。一般初学盘坐时，可将坐的位置稍垫高一些，免得坐时身向后仰。静坐要以舒适为好。

静坐功中的呼吸怎样调节呢？各家的说法不一，各有所指。此书介绍的静功是以自然呼吸的方法入手。亦可采用忘掉呼吸的方法。因为忘掉呼吸的时候，多半进行着自然呼吸。

在行功过程中有时也会出现特殊的呼吸法。譬如人在日常生活中、言谈话语间，或吃饭、喝水、用力气的时候，都有一种自然调节呼吸的本能，以配合某种动作。如果按行功的要求，古板地结合某种呼吸，势必给入静的层次带来多余的寄托，这样是不利于行功入静的。古人言，使万念归于一念，使一念寄于虚空中。如果有意念的调节，应该是在特殊情况下，根据行功的要求来进行。在初学阶段和高级的层次中，大多是采用自然呼吸的。

时间的运用：初学静坐的时候，一般采用以自然舒适为准，感到不舒服时，及时收功。如果舒适就可多坐一会儿，能坐多久就坐多久，以自然为度。如用时间计算，初学者一般坐30～40分钟，继而增至1小时，给静定的功夫打下基础。传统的静功，一般不低于2小时。学者可以循序渐进。

静坐功的环境：静坐功时要注意周围的环境，空气要保持流通、新鲜为好。不要在有灰尘、烟雾、异味及刺激性气味的环境中静坐。

最好保持安静，不要在噪杂声音中坐。一般情况下多在晚上入睡前静坐或卧，调节一天的疲劳，或是临起床以前入坐。亦有坐子时功的，从子时坐到寅、卯二时。层次逐级深入，功夫深者，有坐数天不出定的。

无论坐功还是卧功，都要求调整好意识、形体及呼吸，达到心身俱泰，且勿拘谨。

二、静功的初步与过程

初学者会觉得静功很难入手。或是不得入静，不知怎样掌握呼吸的调节。或是弄不清意守部位与气机交注巡行的关系，以及气脉流通、潜气而行时产生的八触现象，一时难以入手。怎样入手学好静功?

静功的基础，是由固定的姿势、特定的手形来调节身体内部的气脉，使之通畅，达到阴阳两大气脉交注适度，利于真元之气在丹田中得到运化，导致聚气生形，元气冲腾，启动龙雷之火，得以萌化灵动，以行太乙气化，以育元真初形的诸级行功。

静功的初步，无须意守，不做任何观想。无须调整呼吸。行功时，要忘掉呼吸。这种立意正合于道法自然。古人喻之，“大道至简至易，一切皆在虚无中”，这样才能不用后天的识神，没有杂念，易于入静，启动先天元神而达到先天元性开发，剖出真如智慧，以达到修真的次第。

静功的修炼多以手印与姿势相结合，启动周身气机，使之运化。即古人修脉、法轮常转、气脉循经的运化阶段，合于自然的太素炼形。

通过一阶段的修炼，从无须意守转入有法而施的行功阶段。需要有良好的基础，方可转入这一阶段的行功。有法而施，是采用内视返观的办法，配合意念，更使丹田中的真气聚气生形，继而升华，产生震为雷的一阳初动。继而行功，则是抱真守一、化合元阳、虚实呈象的阶段。这个阶段的行功，是在初步静功的基础上演示而来的，从无须意守的虚无境地，转入行之有法的、有律可遵的意守观想阶段，是从初级的行持，转入另一层次的阶段。这种行功，是在初步的静功中升华而来的，并非以后天之念驱使。所以内功的修持，不可心急，不可追求于象，要水到渠成，瓜熟蒂落，以期自然。否则，用后天的意念去以意领气，势必导致真气外游而走火。

继而行功，真华寄在丹中，一颗金晶现瑞。则示于内景，运于八触，开之以慧，悟之以明，是古人又一次第的锻炼阶段。这一层次的行功，需看专著方可知晓。俗语说，万事开头难。只要打好基础，升华就易如反掌了。有了基础就好分出次第。

三、静功锻炼过程中应该注意的问题

静功受惊怎么办？

静坐时，突然有了声音的侵袭，使自身因震动而受到惊吓，轻者气机不定，稍有不适；重者气机紊乱不清，以及心惊肉跳，周身不舒服。这些不适之感出现之后，气久久不去，使人处于不舒服的状态。

受惊之后，不要马上离座，也无须慌乱，先安定下心绪，复使气机复原。如果出现极度的不舒适感觉，应该先做按摩导引，重者用小炼形导引术来调节某些不适状态，使气机得到调整，重新入静坐功。

自身中的气机，在没有受振动之前，就像一盆无痕静水，受到振动后，则翻起波纹，气机乱动，破坏了如镜的水面，只有待气机得到调节之后，才能复归于静。

坐功中，如果突然有事或有人敲门、电话铃响，或出现其他的干扰怎么办？

出现此类情况时，先不要惊慌，稍安定一下心神，即刻收功。将气收归丹田，稍做按摩调节，然后起身应酬。办完事以后，如有时间可再接着做功，或下一次再做皆可。

坐功中不能入静的原因是什么？如何调节？

不能入静的原因有多种，表现在思考问题时思想开小差，或昏沉欲睡，或呼吸干扰，或周身某处躁动等。其主要原因是由于本身的气机得不到很好巡行，导致反射出种种现象。

解决的办法是，在施功之前，做好动功和小炼形，遵照古人由动入静、顺理成章的规律，先用动功打开周身的关窍经脉，以利于气机在体内通畅流注，排除气机结滞、阴阳脉道纠集不清的阻障，以利于精、气、神的转化，这样就消除了干扰入静的隐患。

产生困倦欲眠的原因是什么？如何对待？

在练静功时，会觉得发困，产生睡意，或者睡着了。出现这样的情况是多种原因形成的。

由于体质虚弱，元气不足，在行功时欲睡是神不足的表现，这种原因，可先让其睡去，待恢复体质，一觉醒来，再入坐。这样会好一些。

四、内景与幻觉

在内功锻炼中内景与幻觉的出现，使学习内功的人茫然失措。内功中的内景功夫，在内功的修持课程里，属于较深层次的行功阶段，也是人们喜于探索的内容，其内容丰富，内涵深刻，的确体现了内功的玄奥哲理，是古人以内求方法来认识事物、人身与自然的表现。而幻觉却是在内功的实践中反复出现，使人大伤脑筋的一种情况。

幻觉的出现，大多为自身的七情所扰，六根未净所致。或是因为体内的经穴脉道存有阻塞，行功中，真气没有得到应有的阴阳交注，致使“心神是似，显于幻象”。

幻觉的表现形式，或是幻听，或是幻视，或是幻觉（虚幻感觉），其内容大多出自“识神”的作用之下。有人也用“白日梦”来比喻幻觉，内容是由后天从方方面面转入的。有的内容离奇变幻，有的内容似有道理，总而言之，都是在入静的行持中，识神有活动，干扰元神，不得静化。为此，前人曾以“杀三尸”“闭六贼”、拴住意马、牢锁心猿、入空入虚无、物我两相忘、依然照虚空等方法，排除幻觉的影响。

内景的层次，则是内华外显、元真发现的过程。自身合于脏象，审之以理，以内求法而演示的，出于气化状态范畴。或以生命之光出现，或以气化示形，物我同真来表示。但是，对此古人也指出，不要对景而生欢喜之心，以象动心扰神而打破入静的臻境。内景的出现，也是内功深化的一种象征。

两者既有相同，又有不同之处，初学之人很难分辨彼此。可以从几个方面加以区别：从形象上区分，内景的形象历久不变，形态纯正，色泽鲜艳，景象光亮明显，虚实清楚。同时，自觉心地坦然，有神清气爽等舒适感。而幻觉不然，幻觉的形象瞬息变化，形态狐媚，颜色妖冶，碧浮摇光，光线暗淡，形象模糊，有时失于常态，往往引人入歧途。

内景中的奥妙之多，不可尽言，如吕纯阳《百字铭》中的“静听无弦曲”；内景之中的耳根清净，佛家喻为天耳通。诸如此类，是气化内景的高深次第。它是出于日久功深的修持，并非初学者速成。

出现幻听、幻觉的人，多数由于自身不能很好地进入气化状态而道听途说、真言偶听等有关功能、神通的内容作祟；或是追求某种功能的出现，用后天的意念、识神引导，所以出现幻觉。也有一些神经质的人，很是脆弱，心神未定，气机妄行，一系列虽幻亦真的闻、听、触、视都出现了。这是坎宫真水失养于大千，心肾不交、坎离失运所致而产生的幻觉。

如何对待幻觉呢？应该以科学的态度去认真对待内功。练功过程中出现的问题，不要加以渲染神化，故弄玄虚。内景是气化过程在人体内的反映，是有物质基础的，是练功中某个层次的反映，而不是练功的目的。古人用内求法的内景功，来观察物我变化，如果把索求内景作为学内功的目标是不对的。

行功中出现幻觉以后，要视而不见，听而不闻，坚持做功，不要以景动其心。对内景的态度也是如此，不予理睬，置若罔闻，这样才能保持正常的气化循宫，清除幻觉导致歧途的隐患。

第二节　太合养气法

太合养气法就是大家安静地坐下来，还原到先天的状态，进入到童年的那种生理状态和心理状态。正常人尤其是老年人，经过前半生的漫长岁月的奔波，人已衰老了，这是客观存在的事实。那么我们如何延缓衰老，甚至停止衰老、返老还童呢？我们首先要从自己的意识当中超越客观，从主观的努力上让自我达到童年的状态。进入童年状态的时候，就不会有不愉快的情绪，焦躁烦恼、气机上浮、无端的发怒等现象都会消失。回忆到童年最愉快的情景时，人的心理状态和生理状态会得到调节，用这种还原的办法长时期调整自已，身心自然就会起到变化。这种调整身心的办法就叫作“太合养气法”。太合就是宇宙自然存在的客观性，人的天性也是这样，谁都能回忆起自己的童年，只要进入这种状态就能培养自己的元气。

太合养气法不拘时间、地点，随时都可以做。觉得累了就可以坐一会儿。闭上眼睛，把一切都忘掉，恢复到童年最美好时刻。这里所说的童年美好时刻不是指童年的岁月，而是指小时候那种无忧无虑的心态。至于自已的幼儿阶段，可能记不起来那时候是什么样的，但是看看身边的两三岁的幼儿那种天真的形象，就可以想象自己当年的状态。在做太合养气法时可以观想这种神态。

〔**姿势**〕

太合养气法的姿势很随意。可以坐在板凳上或沙发上，坐在床上也可以，散盘、单盘、双盘都可以，不拘形式。闭上眼睛，进入那种沉思回忆的思维状态。

〔**谱云**〕

闭目冥心，长养太合。
内外浑然，超然入坐。

〔解注〕

周身协调，力求自然，不僵不呆，闭上眼睛，停止脑思维活动。

这是培育元气的方法，“长教身心养太合”，指温养自身的太合之气。

这样坚持下来，渐渐地觉得身体内在和身体外面的自然界渐渐地轮廓化，即自我、自然同时融为一体，觉得自己的血肉、筋骨、脏器都不存在了，或者分不清自身和自然界的界线和概念了。

超然物外的静坐，既不是睡觉，也不是思考问题，是调节自我的内序，使心理、生理进入最佳状态。

静坐的时间，以自然舒适为度，不可强坐，不可机械，以灵活自如为准，坐多久都可以。

〔谱云〕

吞津灌顶，微雨润花。
如如不动，丹田气华。

〔解注〕

继上式。觉得想要睁开眼睛，或者不由自主地睁开眼睛时，即轻轻叩齿，缓缓咬牙，微微动舌尖。数次而后，身体内的阳气上升，头顶百会微有感觉，是真气充盈的现象。

继之，元气同津液下降，自身有一种毛毛雨润遍身心的感觉，遍体如酥，清爽至极。

这时不要动，要安静地坐着，等待元气上升、下降。

通过这一番锻炼，会使丹田的元气肾气充盈，祖气先天饱合。

〔收功〕

慢慢地松开两手，缓慢轻微地搓手，头部按摩，继而周身微微活动。恢复自然，返回到练功前的境地。

以上所述是培育元气的“太合养气法”，对强身健体、增强记忆、促进创作灵感都有益，行功自知。

备有歌诀，帮助记忆：

太合养气

大千有法何壮哉，曾将真元聚真骸。
吐纳导引冥心坐，阴阳育化结作胎。
为养太合存真我，浑然如一不得衰。
静中时有三花举，动斯且待一气开。
照彻天地入性海，运化真元乘雪苔。
金光朗朗冲月象，微雨滴滴润花来。
如如不动长令此，宝斯不动住天台。
自我浑然成太乙，真元一气动情怀。

第三节　太素炼形法

元明执印

〔姿势〕

自然盘坐，单盘、双盘、散盘皆可，坐椅凳、沙发亦可。

两手重叠，掌心向上，两手拇指相对。男左手在上，女右手在上，置于下丹田，即大腿的根部、小腹处。（图7-1）

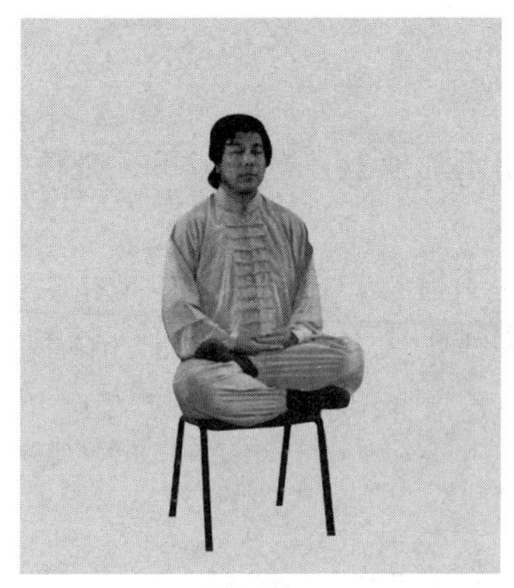

图7-1

〔意念〕

不做任何观想，无有意念。

〔名词注释〕

元明执印。元明，即指体内的元阴元阳。此功则是以先天肾水为元阳动力，运化于全身。此式中两手拇指相对，调动手太阴肺经，肺主平衡，起于寅时，合于身中气机交注的十二时之运化；调动自身的元气，使真元之气的阴阳两大脉得到充实。因手印的姿势作用启动了肺金，祖国医学中，子水来顾金母，内功的传统用语为“水撞金轮”。其作用即是传统功中的脉轮修持，使法轮常转，融于内景，调节了肺气交注过程中的动中八触，演示了脏象。

子午结印

〔姿势〕

自然盘坐，单盘、双盘、散坐皆可，坐椅凳、沙发亦可，最好是双盘入坐。

两手环扣，左手拇指扣在左手的中指指尖处，右手拇指插入左手虎口，扣在左手的无名指指根纹处，右手中指扣在左手背无名指根节处。其他各指合扣拳起。（图7-2）

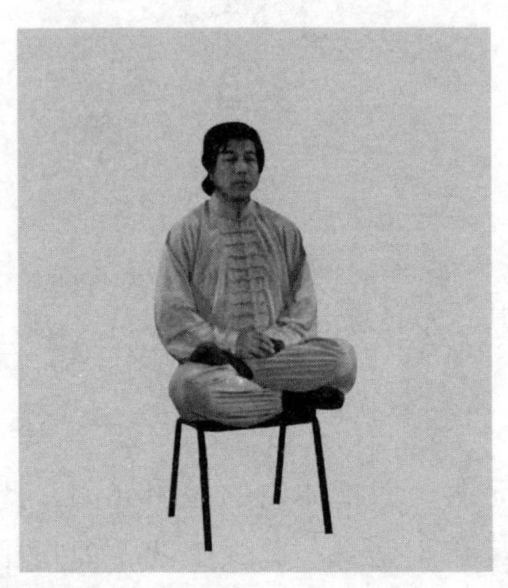

图7-2

〔意念〕

意想丹田处，有一个如蛋黄大小形状的颗粒，久观而后，发出太阳般的光。收功时，将形象缩小，而后关闭隐在丹田里。

〔名词注释〕

子午结印，是传统道家内功常用的一种手势。古人将宇宙自然运化的规律，用天干、地支的阴阳关系来表示，（曾）在人的掌指上用各部位反映其变化。“天一生水”这个概念，正合人身的生命之源而生自肾水，古人又喻为坎宫真水。在内功的修持过程中，要以肾为先天之本，培育生华。易经中水火既济的卦象，表示人体气化过程中的心肾相交，即丹道学中的坎离交宫的阶段。用结印的形式，中指为午火，能调节人体的心宫，无名指根处为子水，来调节肾气。大拇指勾通两只手的气机，在全身产生阴阳两大气脉的循环，达到气化修真的目的。所以得名子午结印，俗名子午印。

养血安神法

在内功修持的范畴中，有姿势多变的卧式，传统称为睡功，又叫卧功、养血安神法。不同的修持阶段采用不同的姿势。

卧功一法多见于道家，佛家常以坐法为习惯，称作“不倒丹”。卧法见于密修中的功课，绝少外泄。此法在道家各流派之中，一直也是慎重传人，亦有一些隐于武林内功中的专修功课，流传在贤侠剑道的行功中。

传统的先贤大哲在卧功方面有造诣者，按文籍而考，为晚唐的陈抟老祖，传有睡仙之称。武当的三丰祖师曾习此脉，留有一首词《蛰龙吟》，内容深刻。

“睡神仙，睡神仙，石根高卧忘其年，三光沉沦性自圆。气气归玄窍，息息任自然。莫散乱，须安恬，温养得汞性儿圆，等待他铅花儿现，失走失，有防闲；真火候，运中间；行七返，不艰难；练九转，何嗟叹。静观龙虎战场，暗把阴阳颠倒颠。人言我是朦胧汉，我欲眠兮眠未眠。学就了，真卧禅；养成了，真胎元，卧龙一起便升天。此蛰法，是谁传？曲肱而枕自尼山，乐在其中无人谙。五龙飞跃出深潭，天将此法传图南。图南一脉俦能继，邋遢道人张半仙。”

睡功卧式传于他处者，更为罕见。皆为修真所习。数多文字记叙了卧法的妙用。

1. 卧功的特点

卧功是用特定的姿势，来调节自身中的真气往返、阴阳气机的循注，达到修真的目的。体弱者、初学者可用卧式来修身，培育元气，养血安神，有助于修墙补屋。有一定基础的人，可以用卧功来温养真水，以证古人有息无睡之妙用。如功夫较深者，可以用特定的卧法，行九转圆通、入大定之境，减少振动，以期深习功课。也有一些专修的行持方法，结合手印法诀，达到用其他功法所难企及的境地。初学者应该掌握行功的层次，按着阶段学习。最初学习卧功的问题，则是一卧就入睡，这也不妨，用相应的姿势来调节就可以了。神满不思睡，睡了能达到安神，有什么不好呢？当然，如果不入睡，则可体会真元内功的八触感受，气机交注阴阳互补的息脉以及清静归一的妙趣。光象内景、自然返照、物我同形等气化内景功夫，可在卧功中体会。

2. 怎样收功

应当注意的一点，就是卧功的收功问题。初学者很难入静，一做功就思绪万千，或一做功即昏沉入睡。但这样更要注意收功，不能认为自己没有动触内景，就没有收功的必要。卧功的特点，是用特定的姿势来调节身体。那么，卧功在什么时候收功呢？那就是当以卧功的姿势一觉睡去醒来时，不管是否保持原来的姿势，都要收功。两手放在丹田上，自然调节，意想全身的气机，都归纳流到下丹田，而后起身再动。

卧功按传统修持有多种内容，选用数式，作为学习修持之用。

金刚卧石·养真桩

〔姿势〕

仰卧躺平，自然放松，舒适为度。

两腿平伸，左右脚交叉，上下相搭。

两手指交叉，拇指、小指相对。

掌心对小腹，扶放在丹田处（拇指对神阙，小指对耻骨处），闭合双眼，自然呼吸。（图7–3）

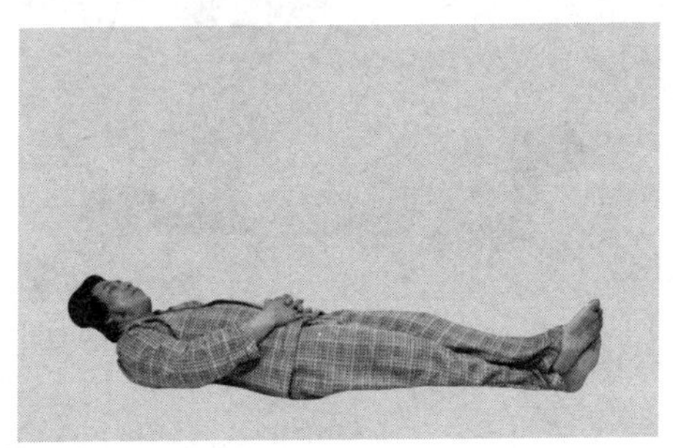

图7–3

〔注释〕

金刚卧石，此式是传统内功“金刚铁板桥”养育真元功法。睡功卧式。

两足相搭，使足三阳经气机交注，周身有挺拔的内力生之。两手扶在丹田，久习此式，可强壮身心。有生热耐寒之功效。

金刚卧石·日月合机（1）

〔姿势〕

仰卧躺平，自然放松，舒适为度。

两腿平伸，左右脚交叉，上下相搭。

两臂放松，掌心向下，两手扶在床上，两臂微弯曲成弧形。（图7–4）

闭合双眼，自然呼吸。

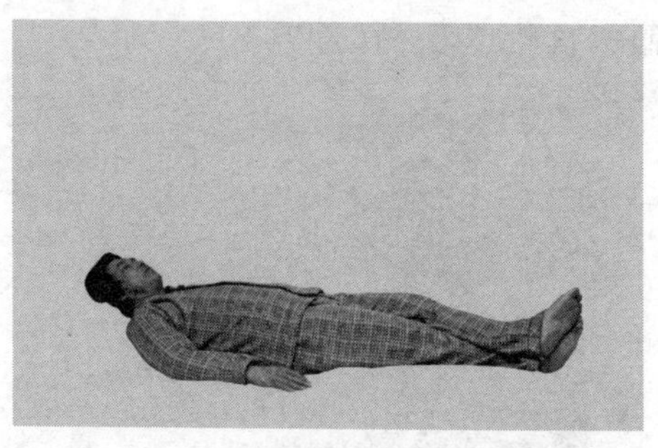

图7–4

〔注释〕

日月合机。此式根据传统内功机理，日月喻为阴阳而得名，日月合机指阴阳交注的气机相合。

两手掌心向下为阴掌，可以采地阴之华，来充实自身，为卧式采气法。此式为炼养兼修之法。

金刚卧石·日月合机（2）

〔姿势〕

仰卧躺平，自然放松，舒适为度。

两腿平伸，左右脚交叉，上下相搭。

两臂放松，掌心向上，十指松开，自然平伸，手稍外移，闭合双眼，自然呼吸。（图7–5）

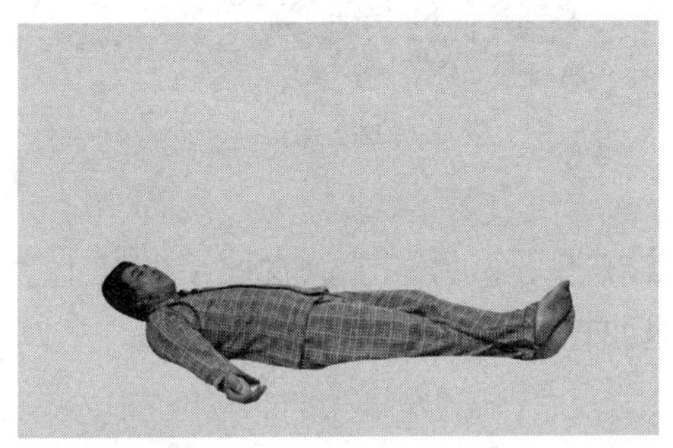

图7–5

〔注释〕

两手掌心向上，可采天阳太合之气。余略。同前。

神游八极·展风听雷

〔姿势〕

一手枕在头下，一手放在腿上，一腿弯曲放在另一伸直的腿上。（图7-6）

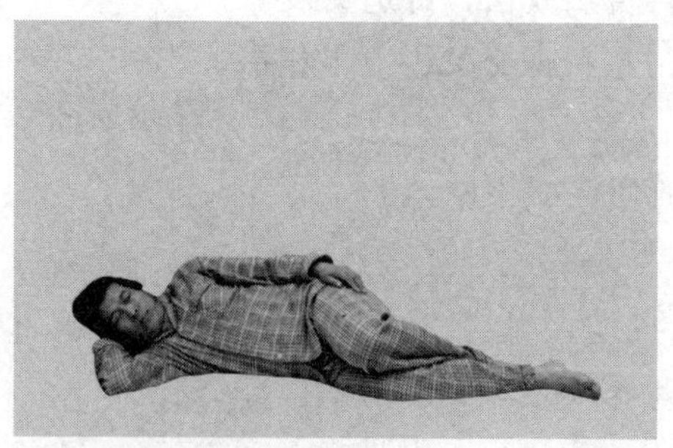

图7-6

或者一手枕在头下，另一手放在此手的臂上，一腿弯曲放在下面，上方之腿伸直。（图7-7）

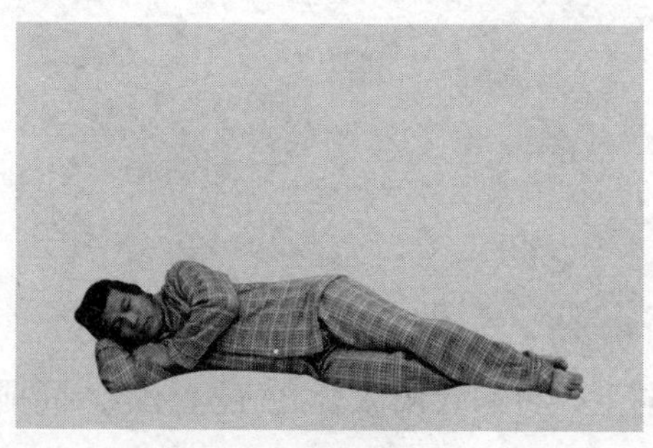

图7-7

自然放松，舒适为度。闭合双眼，自然呼吸。

〔**注释**〕

晚唐宋初的陈抟经常以这个姿势睡觉。这个姿势是极端放松的姿势，可以使肢体得到极度的休息，最容易解除疲劳，利于培育元气。此外还有高深的内涵，如在《统元楼藏真丛典——声律真诠》的一万珍函中写道："宽心脾，藏睡意，闭目卧观苍海底，一层层坎宫神水，托浮出真元一颗红似日。"常以此姿势睡觉，可以调节心肾，养血安神。

先天内景功

人的修真就是修持真元之气，培元筑基，立命固本。《修真图》内提出，"性命长存日月光"，把宇宙的太和之气，日、月之气采到体内来，元气沿轨道循引，聚气丹田。当然，这是功到一定的次第时才有悟，并不是所谓以意念作导引修持法，而是真正使体态产生结构上的变化。

练功要采日、月、阴、阳之气，采宇宙中的五行之气，使五脏坚实，人才能长寿。先人曾讲，宇宙之间凡气化之物，不得金气难以坚强（《类经图翼》）。元气饱满，继而升华产生光。古人把光分为性光、命光、蟾光、慧光。《性命圭旨》记载了蟾光图："西川岸上抬头望，一片蟾光沾碧波。"内景之功的修持出于先天，合于密法。当体内元气充实后，产生"太乙气化冲任督，三流合出阴跷库"，这是真正冲关，真正周天，也叫一气冲腾。元气冲腾后可分为两条循环的路线运行：一路为子午周天、法轮循彻，另一路是道家先天真脉（佛家叫中脉）。走真脉的意境是通天彻地，这又引出人体内的循环路线——太乙循经。太者大也，乙为阴阳之流变也，即太极图中的中线——阴阳分界线。太乙就是大的阴阳之流变（另一种说法：太乙是青帝——蛇）。“太乙”是术语，而“易”为通语，都是指阴阳之变化。修真就是研究人体与自然界万物的这种错综复杂、非常精妙的关系。

天体星辰的运行，是各自有运转轨迹的，太乙循经也是内气按着各自的轨迹循行，达到人天合一。天体有自转与公转，人体内元气太乙循经也有公转和自转，有固定的轨迹。真气发动后，太乙循经的轨迹已超过了原有的中医的经脉，还有一些特有的路线。太乙循经不同于自发功，自发功是阳刚外越，不能形成轨迹，如天体中的流星，一闪即逝。传统内功修持走“逆则圣”的路子，这种内脉的循行与传统医学记载的不同，是反方向的修持法。“子午流注”是医学，不是修真。医学是“顺则凡”，两者是皆然不同的。达摩祖师一苇渡江，逆流而上，表现了功力、功能，也就是道力，是一种隐喻。

医学上，三阴是从头到手，三阳是从手到头，这是经络自然运转的路线。

与传统内功的修持相反，手三阴是从手到头，手三阳是从头到手，这是丹道运转路线。

传统内功认为第一步修墙补屋，立命筑基（修墙补屋过程也就是治病）。性命双修，气化态的人脑细胞可得到充分的氧和血液，人也就聪明了。修炼中性自然开发，开发真如智慧，先天元性。

传统内功修持，达到太乙循经这一层次时，就产生公转和自转（相当于天体的公转和自转），达到动静如一，阴阳相济。在这种气化状态下，使人的心理和生理处于最佳状态。

金风吹脉法

〔动作要领〕

身体静坐，双手结元明印，左、右手上下相搭，男左手在上，女右手在上，拇指相接。

〔内景〕

十二正经肺为首，每日寅时开肺经。大拇指相接，连通了手太阴肺经，这时，在体内可以出现一条内气运行的轨迹，也可以出现两个圈子，从左向右或从右向左转均可。

出现白光是正确的。让白光像轮子一样蔓延全身。

参见易象图与法象图。（图7–8、图7–9）

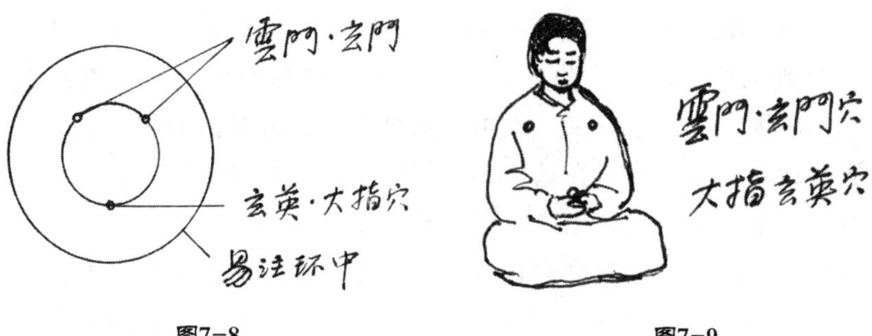

图7–8　　图7–9

〔谱云〕

玄英宝杵开云门，启动金风周法轮。
阵阵金光照太乙，萧萧金风吹升沉。
周经自显光明地，吐纳唯存元命人。
玄机自有吹脉法，金华无处不显真。

水撞金轮法

〔动作要领〕

身体静坐，双手结元明印。左、右手上下相搭，男左手在上，女右手在上，拇指相接。

〔内景〕

在行血推脉后，做水撞金轮。先天肾水沿着会阴—百会这一条通线上升，如喷水柱，自然升腾，升到肺肾水冲动肺金，像打锣一样“嘭”响了。响声使身心得到震动，意在肺主平衡，让自身得到完整的修持。功夫好的人肾水冲撞后继续上升，冲到头顶，从顶上冒出水花来，细雨洒满全身，俗称甘露灌顶。此时，从上到下全身通了。在这基础上如学了“五行遁术”，把宇宙中的金、木、水、火、土之气采到身体中来，“服气餐霞”中把彩虹之气采进来，这时洒遍自身的雨就是五颜六色的，如天女散花一样，佛家称为“弥雨法界”。水撞金轮上升到颅腔内开智慧（有的人肾水上不去，或入静走神，或燥热。这都是没调好，颅腔内气机不顺），真气流畅，神志清醒。

参见易象图与法象图。（图7–10、图7–11）

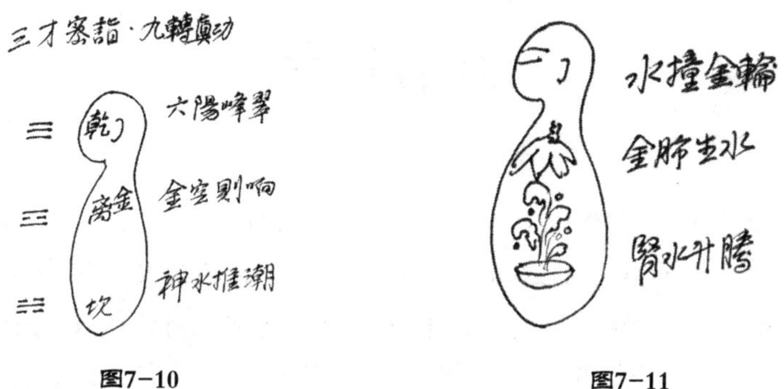

图7–10　　图7–11

〔谱云〕

先天神水在丹宫，丹用九转运虎龙。
真元自聚坎离地，会有真水寻金公。
上撒琼瑚润法雨，下注海底生真晶。
水撞金轮呈景象，一气冲开六阳峰。

附录

作者简介

李兆生（1949—2013），号真阳，吉林省吉林市人。

先生乃百年难遇之奇人，诸艺精绝，于传统文化造诣极深。先生善书画、精武学，文武兼备，功力超常。对传统文化中之沧海鸿迹、古鉴典说、金石铭篆、刀碑板刻、诗文楹语、品饰民俗、服食药饵、易理数术、旗幡剑令、武械金锋、丹砂炉火、古玩佩真等诸方面，有惊天绝学。

先生少时机遇殊异，先后曾师承十数位高人，其中多为隐者，为其传法授业。先生得诸师真传，秉承正宗。四岁即随先范习字，其后遍学传统文化之文武医艺诸业，精研诸家功法，数十年精进不辍，技艺良臻，修真有成。

先生广为人知的身份是武当太乙铁松派第十三代掌门，而鲜为人知的是，先生还是少林老祖飞龙宗第二十六代掌门、雪山飞龙派第九代掌门、武当先天太极第十八代掌门、张三丰龙行大草武当天龙神剑第九代传真、武当真元玄宗丹脉第九代（武当真元内脉丹法）掌门、龙虎堂第二十三代主人……先生“得道之精微，佛之广大，儒之至极”，实为明代九脉合真的嫡系传人，是“中华魂”法乳育就的一代宗师。

先生慈悲怀仁，无一毫为己之心，隐然以天下为重。一生教授弟子学人万众，躬行垂范，著作等身，使传统文化的精华得以延续，泛波寰宇，为弘扬中华民族传统文化，为“中华魂”奉献了毕生心血。先生一生立身行己，生活简淡，不近货财，清操坦度，返璞归真。先生常年客寓他乡，秉笔荷担，奔走疾呼，足迹纵贯南北，遍及海内外。面对诸般磨难，刚毅坚卓，未尝稍懈，风霜摧磨，穷且益坚，正所谓："流连颠沛而不违其仁，险阻艰难而不失其正"。先生不懈的努力之中蕴含了对宇宙万类的无限深情，如其在《翰墨缘》一书中所言："愿修真丹家的长生真慧，武林宗脉的神剑真锋，书家的龙泉秋水，结成人类的真如，通向摩天真境的未来，在大定的寂静中升华，超越茫茫的宇宙。"

先生德望之隆重、功业之显著、惠泽之深厚，堪称近现代统领文武二坛之人物，慧悲万类之一代宗师，弘扬五千年"中华魂"之楷模。

先生诗曰：

山人已臻大道全，六法真如合大千。
羽化应随明月去，留得玄机任人参。

云雷旧迹隐龙虎

先生幼年工习旧传，遍诵诸学，十三岁受教于武当太乙铁松派十二代掌门阎政昌先生，栖止江城，精勤潜修，寒暑不辍。

先生宿根深厚，心怀至诚，尝于逆境中刻励精勤，十数年间又先后受教于先天太极十七代雪山飞龙派蔡祥先生、龙虎堂二十二代马成令先生、松花湖隐真吴和老人、长春般若寺澍培法师、金刚上师仁祥法师……十年"文革"，风烟遍地，先生甫逾弱冠，霜枫为伍，明月为伴，弃隐世缘，文武课业日月相催，精进不断，修真有成，承续诸宗法脉衣钵。

先生开蒙，始就伯父李秉真习描红课颂、内功笔法、影雕绘画及坐课之学，后入塾从师高永昌（笑尘）先生，继续学习诗词赋律等传统学知。

七八岁起相继受教于年近百岁的蔡老、胡简文老师及江南树林隐贤九老。诸公每日都于松花江畔打拳练功，余时设教为先生讲授国学、书道、内功等。十三岁时先生正式受艺于武当太乙铁松十二代师尊阎老学承国术之学。阎老曾以世则留谕，“没有三绝在身，不能说是武当传人”，并以所承继之少林、峨眉绝学授以先生。后又经黄康庆老先生介绍，拜见了武林隐舍龙虎堂二十二代马成令老前辈，马老授以“仙逸”之内功法诀。因为凡属龙虎堂的后人，须以内功入书，才能双管齐下，即“有人能书龙虎迹，双手同工笔墨翻”。是时，兼学雍和宫密宗正传、龙华盛典、考古、鉴赏、金石、三教经典、笔墨丹青等国术。除这些国学的遗老隐真之外，先生亦得长春般若寺最后一代受皇封的澍培法师的眷顾，承禅学真传。“文革”十年风雨期间，得到金刚上师仁祥法师之藏密心传。“文革”后期，又受教于真元坛第六代纪忠柏先生，承先天统元真脉。是时，先生开始整理师辈们留下的残本珍文、谱文、奇兵、演阵、行功密持等内容，揭开传统宗风之密学，渐成为前辈的同音。

先生所承习之“一脉真谕”，是数千年华夏先贤不懈探索和实践的经验总结，是中华传统文化臻于历史性高峰的划时代产物，是数千年间中华文明绵延发展的支撑力量，是“中华魂”之精髓。如何使其为人类造福是它永恒的现实意义，也是先生夜以继日、倾注心血所寄托的希望。

因时代的风烟，历史的变幻，正宗的学术内容隐于石壁洞天，不为世人所知。先生遵师嘱，于20世纪80年代初期，开始挖掘和整理濒于绝传的丹道武学，喻为“宝阁金门开，妙廓清玄生”。

1984年万轮甲子启超元之际，先生遵师嘱，以武当太乙铁松十三代掌门的身份正式出山，走向社会，开始了一段新的作为，将封隐数百年的“一脉真谕”公诸于世，广为弘传，造福群生。

故国神游全旧梦

先生涉足探源十余年，遍寻圣地，山川历途，求索民族精神。先生为续旧缘，追昔思贤，留下了无数的笔墨，使曾经播撒海内外之中华封真五百年的灵性文化重新凝聚，再放异彩。

1989年，先生和师妹李淑珍先生在海南创办了“海南真元武当国术院”，开始尝试将“集中华民族传统文化于一处的国术修真”引入规范的学校教育，亦是武当传人为实现三丰祖师“驰剑南天”的遗愿而做的努力。

1986年，先生应国家体委杨亚山先生邀请，以武当正宗的身份出席了首届武当山散打擂台赛，向世人展示传统武学的风采。先生依照旧律，将珍藏孤本《白鹤真人飞鸣图》留给《武当》刊出，以应他日之约，以慰同道学友，共赏久隐武林之丹功秘本。同时登上金顶，朝见真武大帝，一览天下奇雄，了却武当朝山之夙愿，把《飞鸣图》总谱留在祖师灵前。是时，为念真武大帝与三丰祖师，先生写下联语：

大道演龟蛇，长存灵犀同日月。
金锋伏龙虎，初化阳神共古今。

现武当山博物馆存有先生的手迹。

1987年，先生为撰写《真元窥密》而来到山西永乐宫考证古迹，身临吕祖仙苑，为寄怀思，写下了题永乐宫联：

三界高渺，金丹玄化示真吾，大道古今注玄都。玄天呈象，一气冲腾，鼎炉开时喷白雪，可见密法显乎哉；

大千浩瀚，飞剑神游养太合，圣教圆通证元明。慧海应真，万法融汇，灵胎结处展黄芽，始知妙律隐之也。

1992年3月，在日本鹿儿岛·樱岛活火山游览地，先生触景生情，即兴题联：

灵尘曾避日，
烈焰亦吞天。

此联经装裱后悬挂在樱岛，供国际游人瞻仰。

赴日期间，先生进行了多方面的讲学与交流活动。曾应日本密教研修会、日本气功协会、日本气功科研所邀请，到成田、关西等地区讲授中国传统文化中有关儒释道之修持、养生史理法、丹道、武学、书法、汉诗、医道、外丹、饮膳、服饰、民俗、祭祀等诸方面的专题。同时也从各个角度考察了日本民族的传统文化艺术与中华传统文化的渊源，对日本民间雕刻、脸谱、茶道、花道、陶瓷、舞蹈、饮食文化、武学、祭祀等都进行了深入的了解。先生考察中华传统文化源远流长的同时，为更深入的中日文化交流做出了贡献。

先生深明易理，通达佛法，在日本成田山观密宗不动明王法像与般若神锋真形，追思当年惠果传空海，成东密一脉。先生感天垂之象，起法先天，做《真如明月图》画弘法大师空海玄像，重宣密法，法传东瀛。这些法像及特殊的装帧方式，已经成为文化珍品。

先生长住东京期间，应邀在东京佛学会馆讲“戒定慧”三学，亦曾考察东密一脉的沿流，并讲叙密法宗传所涉脉源分布、传承、教法、仪章乃至转轮九顶之承习。上溯千年《雪山密持莲花概谱》之嫡传，下涉海外诸宗诸法之脉演真华。先生还应日本友人之邀讲述《修真图》，可以说是科学系统地讲解《修真图》之当代第一人。

灵性文化身处文化学术的前列，是对人生性命、思维意识等学术领域的研究，也正是先生著述中要向人们叙说清楚的传统文化的灵魂。先生作为这方面的权威人士，曾与陆祖荫等四十六位专家学者共同受聘为中华气功进修学院专家委员会委员，后又受聘为北京教授讲学团教授、人体潜能研究所副研究员，进行了诸多的学术交流与研究工作。先生多次代表国家在国际神秘学与科学研讨会上，与国际友人进行研讨及高层次接触。这些内容已超出了时人对传统文化的诸多探索，而属于人们有待进一步认识的领域。1991年先生参加泰山中日传统文化交流会期间，日本学者从灵性角度论述了“大和魂”的核心内涵，并相应提出“何为‘中华魂’”的问题。先生对此做出了圆满的回答，深入阐发了中华魂的根本思想，获得与会中外专家的认可。

在这些国际交流活动中，先生以他博大的胸怀、丰富的学识，在很少有人涉足的高层次学术领域留存下了佳话，他的风采深深地铭刻在那片山川之间。

一片玉章见华昭

先生天资俊朗，性行笃厚。少时得高笑尘、李秉真等先辈传授内功、书作、绘画，长日临池，通读古今，工习六艺，冒寒涉暑，心不退转，几经丹青墨海，其书画技艺精湛、巧夺造化，或清俊刚劲，或秀丽多姿，或凝重浑厚，多表现出意出尘表的个性与气质。先生金石造诣深厚，刀法与笔法相渗透，行刀如笔，别具神韵。先生画风飘逸，作品空灵蕴藉、丰神流丽，内含生命自然的哲理与智慧。

先生书法出自馆阁，承宗风古法，且书格多变。折带飞白贯彻其中，有吴带当风之飘逸、盘钢截玉之雄健、高古游丝之灵动、润含春雨之丰腴、干裂秋风吹破竹之枯涩。

先生真、草、隶、篆诸体皆精，字大可如幛、小可如豆。蝇头小楷清雅俊秀，巨字榜书，一笔横龙气势磅礴。先生擅写高堂大轴，其形神与明清古风无异。绝技除手卷、联轴外，竟能一次书写四或六尺幅“龙”“虎”“神”“佛”“寿”百余帧，诗文随书一气呵成，书体有石鼓、古隶、金文、大草等，无一笔虚败。

先生文络有脉，儒书以“心正则笔正”为基，上宗钟王李素，下袭赵董支脉；玄书近学白玉蟾、蒲华，远溯吕岩、三丰祖师。龙行大草得自马成令老先生“仙逸”之传，承白云上人书诀一脉，与王右军同出黄庭一宗，与天龙神剑合真，融武学、禅悟入书境。

先生武学精湛，能以丹力入书画，其书作炉火纯青，双手吊腕，双管齐下所书“龙虎”二字，堪称一绝。“先生精于文人三绝，以雕虫小技、壮夫不为之刀作，仅一上午可治巨印（十厘米方）七八块之多，刊石边款信手而出，可见刀笔扛鼎，非前人虚说”。

书画同源，先生亦精绘画。人物、瑞芝、山水、神真、佛像诸种意境悠远，清新隽永，开一代宗风。“画中十三科，最难为人物”，先生绘画尤以人物见长，写神真仙兽，画风颇古，对人物的刻画，一洗习俗，立意高古，仙气常伴，画毕诗随，顷刻立就。

书画界常说：“学画易，学文人画难。”因传统文人画须有文人三绝。先生的作品诗书画印浑然一体，气质超群，真正使人们体会到传统艺术的博大精深。中国文人画成形于两汉，成熟于元明，内含由诗、书、画三绝扩展为诗、文、书、画、印、拓六合抱一，浓缩了数千年华夏文明的审美情趣和艺术追求，是东方艺术的精髓。先生以他深厚的经历与修养升华成的图画，成为中国传统文人画的典范。

先生之作品多臻神境。董其昌《画禅室随笔》中有："所谓神品，以吾神所著故也。"先生书画即以神意相感，寄于毫端，具有振动身心的力量，有内功修持的人可以见到先生笔不至而神至的痕迹，即使常人亦能感知其书画中因神意所注而散射出的光芒与力量。常观其书画，身心受益，或有意想不到之妙。

先生才思敏捷，满纸云烟顷刻即成，行文题诗援笔立就，作品深沉简练，翰逸神飞，让人如临其境，如闻其声。随着人们对书画艺术更深的认识，先生的中国文人书画已被海内外越来越多的人所瞩目。先生曾几度赴日本参加亚细亚美展（第二十八届、第二十九届、第三十届），其传统文人书画以特殊震撼力，广为海外人士收藏，如《钟馗清宇图》为日本安田信托银行山口吉雄会长收藏，其精品书作是日本身曾岐神社的永久收藏陈列品。一日本友人赞誉先生"是武学家、书法家……李兆生先生（号真阳）秉持中国传统文化宗风脉传""先生书法端庄、典雅、凝重、刚毅、雄浑、古朴、洒脱、奔放，于不均衡处现均衡"。东京电机大学曾为先生书法作品作了科学测定——证实了先生书法艺术震撼人心的真实力量，也证明先生"书法对环境物质产生了微妙影响"。

1997年在"首届中国（天津）书法艺术节"上，书法界之前贤天津李鹤年老先生这样评价："兆生大师雄踞吉林，名震扶桑……贻我巨著，《声律真诠》《真元宝笈》《翰墨缘》与法书。博涉深邃、才富五车，更精内功及剑术，至于书法遒劲浑朴、灼见真知，犹其余事耳……”1999年在广西举办的“中国文人李兆生先生翰墨艺术成就展”中，年越耄耋的书法家陈政评价先生：“画好、字好、诗好，印更好!”南国国画雕塑艺术大师、艺坛巨匠朱培钧老人认为先生“真正领会到中国传统绘画的精髓，这个时代已见不到这样的风格了”，并请先生刻一方“净化人生”之印为念。文物鉴定权威人士杨仁凯先生在哈尔滨的一次拍卖会期间惊叹《翰墨缘》：“真乃神人所为也!”

先生把对生命与自然的深沉挚爱融入作品，展纸挥毫，畅情于笔墨丹青。先生的《餐英图》取材道家养生，以人物颜面上的色彩表现丹炉闪耀的火光与修真之士的仙风道骨。传统道家以积极的心态、丰富的学识创造生活，完善自我，将人的身心与大自然共融，走真实的健康之路。此中包含陶弘景、孙思邈的龙虎大丹和道家通俗读物《黄庭经》之学术思想。这种“渺渺大千赏真华”的境界早已超越了儒家的“采菊东篱下，悠然见南山”的田园生活。

在“首届中国（天津）书法艺术节”展出的《海屋添筹》，先生笔下的寿星，手执信香揖在胸，发髻飘散随海风，巾衫、飘带、袍袖在风中翩翩飘舞的风姿令人神往。画中老神仙正前往传统神话世界中的海上仙苑，为人类的健康而祈祷，寄托了先生对全社会、对全人类健康长寿的美好祝愿。

正如画中诗文所云：

荣登寿域感瑶天，三星高举朗真乾。
一筹天尊金钟响，再筹法脉延华年。
宝彩灵犀开寿域，天真法华聚金仙。
正值丹青留神采，潇洒天光不计年。

黄钟大吕唱长春

先生才华横溢，学识渊博，著作文章以诗人的眼光，以画家的笔触，将心中蕴集的文理情思描绘出来。其文字深蕴智慧，至广大而尽精微，卓然超世。唯感于人事消磨，岁月迁延，传统文人之脉学式微，先生争暇持毫，摇笔畅真，将传统文化之法乳传诸笔墨，翻成文章，以期广博宗风。

先生诗文意在言外，有景有情，将自身的神思情感融化于诗。仁者归真纯朴色，先生天真率直，心地皎然，文字不假修饰，其文辞造诣在他写下的各类楹联中有深刻的体现。

1992 年吉林市雾凇冰雪节时，先生面对凝云飞雪，层冰峨峨，心音振动，畅思神州故国五千年文明脉传，为念先祖，为怀故人，为后来者写下了1692 字的《题吉林雾凇冰雪联》，后争暇添文续作为14782 字的《万字长联》（又被喻作《一万珍函》），乃是前不见古人后不见来者之作，堪称古今第一长联。此联语心灵与笔锋相通，文理情思倾泻，似野鹤翔空，幽兰伏石。且对仗之工，风韵之雅，令人惊叹！

《万字长联》其中所涉：法境摩天、寰宇性海、珠彩金函、烟霭玉篇、北斗东宸、南薰西泽、金波蟾光、三乘九转、仙客神真、丹砂玄机、金阙瑶台、诸天万法、浩渺混元、圆通灵鉴、密谛恒心、贝叶金莲、仁旨法谛、金锋剑气、人爻文韵、人间天真、月华旧影、碧云红蓼、芳魂玉容、瑶草琼峰、神兵金械、三品三昧、众灵众源……是五千年文明灵性之史，是亿万年真元道妙之鉴。

为让更多人得到传统法乳的哺育，先生从蒙学教育着手，又完成了《真阳对韵》的创作，与《万字长联》合订为《声律真诠》一书。传统儒学早已将太极阴阳与文字内涵相交融，在声韵律唱咏中呈现阴阳之命蒂。《真阳对韵》则是继《笠翁对韵》《声律发蒙》等传统韵学启蒙读物之后，先生在诗词格律方面真功实力的又一力作。其中《真阳对韵·卷一、卷二》采用《笠翁对韵》的平水韵部，而《真阳对韵·卷三》则采用《声律发蒙》的韵部，其合两部韵书于一身，且对仗工整完美，属辞新颖，能发前人之未发之幽，宣前人未宣之情，以期广博传统宗风，就蒙学而外的境地增添了新的色泽。

正如一位学者在《声律真诠》札记中写的："李真阳老师以海阔天空的气势展开长联，洋洋洒洒万余言，笼天地于形内，挫万物于笔端。畅三教、论古今，全篇活脱脱一本《周易》。所谓'文章本天成，妙手偶得之'。"

先生才思敏捷，诗文联语常脱口而出，信手拈来。1999 年参加"广西桂林首届民族文化艺术品博览会"期间，先生感桂林山水之大美，曾一气呵成创作并书写十六幅六尺宣之《桂林赋》。

2000年岁末，先生更是在三日之内为京北名刹红螺寺书作了其创作的百首禅诗，禅境诗境浑然天成。

先生创作宏富，除大量的诗作、楹联之外，还包括功法谱文等。他将诸种多彩繁博的内容均体现在律例诗文之中，升炼而终于太极，还原太虚，回归自然，是从天垂象的启示到易演天下的诸种作为。

同时，先生还通过其作品向天下有情叙说了传统声律持颂吟咏之法，阐发宗风之以音弘法，灵真神化，来震动人身经脉、脏腑、心神、颅腔，使灵性得以弘达，律彻人天，以声律唤起人们的本来天真，化神为气，皆是天地之正气与人之音声之体现。

先生在诗文方面远超俗识的精绝造诣，又给人们打开了一个窥测传统文化灵魂的窗口。

万法真如演大千

早在远古的图腾时代，中华民族的祖先就已经开始了修真事仙的追求，相传黄帝曾问道于广成子，终于实现了白日飞升的理想。降至秦汉，神仙学说已在社会上普及开来。汉代诞生了被誉为“万古丹经王”的《周易参同契》，说明当时神仙学说已经有了具体的实证思想和手段，修真事仙推太上为祖。汉唐之贤侠剑道至宋元而列九脉，历来师沿宗流、倡武学、兴丹道而隐迹山林。明朝九脉合真是修真武学的鼎盛时期，统一了数百年来武学与修真在学术上的分歧，九宗合为一脉，留下《武库遗真》和《九宗汇元》两部惊天动地的著作，从而使万法归宗，万乘如一。在龙虎堂上留下“一脉真谕”传世，亦名“三界修真法，万乘统元功”。其功法殊多，均系圆融三教之上品，理法透彻，独具一格，使人耳目一新。这些学术真华曾经几度封藏石室，内容深隐，在武林中嫡传，留下千载云烟。

1984年先生出山之时，正值沉寂的传统文化在中华大地上复苏兴起，开始为更多的民众所接受。宗风脉传作为中国传统文化的核心与精华，其应时而出之举，更推动了传统文化的传播与发展。“国术以此为真，造化群众，开愚迷直指光明，擢彤云复出日月，‘千古精魂惟此道，三昧造化天地心’。夫人长思于道，造尽寰中之象，指开玄机之数，大道仰真乎”。

1995年春天，先生沿袭古老的传统武林旧习，把“真元修真法”贡献给社会，造福于人民，作为武林正宗对社会的报答，就像五百年前武当派把太极拳贡献给社会一样。应中央电视台的邀请，以“真元养生法”为题拍摄了十三集《夕阳红》节目。同年6月，感于当前人们对传统文化学识的欠缺，又以“神兵武库”为主题，拍摄了《中国风》系列节目，以宗风学识讲授中国传统文化、武术生活的常识及隐真。

2001 年应时代的变迁，先生于武当山丹江口开始以“丹经武学”之名传播“一脉真谕”的内容。

丹道武学之为，留有千古遗脉。丹道乃顺天呈象，合于天然之道妙；武学则系于丹道，而行“修真元以通玄籍”之为。西晋时抱朴子首倡“内以养身，外以祛恶”的观点，三丰祖师在此基础上提出了“内执丹道，外显金锋”的修持指导思想，将完整的丹道修持寓化于武学的内功拳法、剑法之中。太极拳尊张三丰为祖师，乃丹家外形有术之操修，只有将太极与丹法合参，方能称之为真正的宗风太极。先生承继六脉太极之法脉，对内脉循经亦有精研。

当年三丰祖师以得佛之大、儒之极、道之微的博大胸怀翻少林而创武当。宗传的武当嫡脉已有少林的传承，此亦为三丰祖师化刚猛为柔和的遗迹。先生以童真入道，少幼经师亦曾得少林之宗传，先生在诗中叙说道：“少幼经师习禅宗，数十年来苦用功。初学顿觉神气爽，扶佑万类有圆通。”如众人所知，先生的武当铁松功夫得自阎政昌老先生，但少为人所知的是，阎老乃家传少林。除师承阎老少林之学外，先生亦曾师从澍培法师修习禅学。

九脉合真之前，少林为武林九大门派当中一大宗流，同武当一样享有盛名。中国武林，素有“北崇少林，南尊武当”之说，但少林武学之尊并非以拳打天下，而是因为它在武学中融汇了禅机的司化。明心见真如，不仅是禅宗的理想境界，也是少林武学的神魂精髓。

先生不忍真宗沉埋于流沙，审时度势，复将少林禅宗武学重现于世，揭以武人禅、武禅合一之境地。

先生密宗的修为亦深不可测，其学承继融汇了三支密法，一支为传自藏地的显密圆通之法；一支为延源久远隐于武林的雪山飞龙派密法，由唐代贤侠剑道中武林之尊者，融密术于武学修真，开创雪山一宗，示之武林；一支则是雍和宫的宫廷密法。先生于1990 年（庚午年）开始以《雪山密笈》传宗，初露雪山真谛，使世间法律参真，宗传密律，法秉真宗。

先生承袭之“一脉真谕”囊括了五千年上下之精神文明，其操修宗承纵横九派、断代五百年之宗风血统。先生对儒释道三大流宗都了如指掌，有切身体验，有深入的研究，实乃丹道武学之泰斗，“上可承启千古先贤之哲道，下可统元传世示之后人”。

养真泛武翻作拳

先生作为武林宗风中一代宗真，深谙人天合一之理，对人体奥秘之学亦探索有年，有真知灼见。特别是太极一脉，自幼秉承宗传，历经数十余年，寒暑无间。

赴日期间，先生有感于太极拳在日本的盛行，并闻“十年后，学太极拳到日本”之说（1983年，铃木大拙在联合国向全世界宣布），民族的自尊心、历史的责任感和使命感使先生决心把太极拳的真正内涵贡献给世界人民。在日本初示“青龙出水”“太极云手·吴带当风”等隐秘，昭示太极拳的根依然在中国。此后，先生作为先天太极拳十八代掌门，为继承发扬太极宗风，耗时六年完成了八十万字的撼世之作《中国太极拳统真大典》。该书“以其举世无匹的文言武举展示了嫡传真宗丹脉的脉流叙说，给面对众多太极学说而感迷惑的人们以衡准之判据，使太极拳的研究家们更新认识、接受真实，给修真者提供一个前进的阶梯”，同时为太极拳学术的健康发展开拓了坦途，亦是响应国家号召，为全民健身运动的广泛开展提供了良好的教材。

然，社会广传的二十四式简化太极拳却颇多弊病，正如丹医泰斗周潜川所言，“简化太极拳虽是精华，但是只打架子缺少运气的内功，是不够的。同时建议各家指导太极功的老师们，精研改进，把改进的总结，贡献给党和政府的主管机关，以供作综合钻研的材料……”遗憾的是，“降至近代群贤辈出，传播日广，各有见地各说各理，加之年代久远，越传越谬……”（关亨九《武当修真密笈》），却始终无人能赋予简化太极拳以运气内涵，更何况气血循经乎？的确，非有宗风传真和高深武学，不能洞察人体气血经脉循环的精微之处，不能使二十四式简化太极拳合于内脉循经，形成运气的内涵。

先生内功炉火纯青，洞察人身中二十部经脉阴阳交汇如掌上观纹。深知“经络决生死，别阴阳”之理，当经络循行失度、有悖阴阳时，重则犹如大病在身，并可能危及生命，乃决心赋予二十四式简化太极拳循经的内涵。

在将一招一式转化为循经的过程中，先生时时因经络循行反常而严重影响健康，饱受阴阳失调之苦。众多弟子因担忧他的健康而纷纷劝其放弃时，先生以慧悲万类的博大胸怀，甘冒生命危险，以惊人的毅力完善着每一个动作。因二十四式简化太极拳动作不能大变，所以只能从循经动作的精微之处变化，使其具有循经的内涵。世人很难想象二十四式循经太极拳编创的艰辛。历时两载春秋，二十四式循经太极拳终于诞生了。

先生依旧律为二十四式循经太极拳写下了《操演谱文》《内脉循经谱文》《武学概谱》《全体大用诀》，并亲自拍摄了二十四式循经太极拳的完整操演过程，使后学之人在操拳之余，领略中国循经太极拳所具有的宗风神韵。

2000年以后，先生在武当山先后举办了六期丹经武学专修班。自此，中国循经太极拳二十四式开始走向社会。

如今，太极拳的种子遍撒世界，先生秉承三丰祖师“欲使天下众英豪益寿延年”的遗愿，将循经太极拳奉献给社会。它改变了泛传太极拳没有循经内炼的面貌，为广大人民群众提供了更科学的锻炼方法，这在太极拳的发展史上具有深远的意义和影响，先生也无愧为循经太极拳之父。

医道有情执金针

自三教而后，多少仁贤圣哲详辨天地，法阴阳而造律，度化人生，以尽穷自然之妙有，融通地我人天，意在享天年。时养生、吐纳、导引问津，发草木花真，天地阴阳唯为人用。取针石、灸火、汤药、食饵复尽医道。又有巫神言传天地幽微变幻，将令仙传。是以医家的学识在理法上并不是孤立的，而是与其他学识相并蒂，在宗风脉传当中把握着这种合于人天的途径，合于天行健的轨道。历代医家名贤大哲，莫不是修真的贤者。唐代孙思邈伏龙虎、济苍生，以丹医入道，千古尊称“药王”。

“为医弘恻隐慈悲善念，是修真学仙中‘利他’原则下产生的行动。这种行动古人曾喻之为‘三千功德’。所以济世渡人，弘传医术，广积阴德，是天下修真者之仰敬的风范。这种修真的理法在修真的队伍中延传，仁慈的医学方技则广泛传之于世”。丹医大师周潜川先生留下了《气功药饵疗法与救治偏差手术》，使后人得窥丹医之鸿影。

先生得师之传，“欲使天下众英豪益寿延年”，亦将救济病苦作为其出山的第一步，与师妹李淑珍先生一同开始了治疗先天聋哑的尝试。先生根据古人在太乙循经、内景飞灵、自身成真的过程中，以内景隧道排除结滞的方法，探索总结出“内景气化八法”，并应用于临床的诊断和治疗，三年中接治五千余例聋哑患者，总有效率达到84.08%。

1988年，吉林省科委在北京组织召开了成果专家鉴定会，中华气功科学研究会理事长国防科工委张震寰主任、前卫生部中医局局长吕炳奎、国家科委丛处长等领导同志到会指导鉴定工作。由北京十多所各大中、西医院耳鼻喉科专家教授讨论通过了“气功治疗聋哑临床研究”的鉴定报告，认定“该课题是新颖的，课题设计是合理的，治疗耳聋八法有独特性，应用电测听、统计学处理，有一定科学性，所取得的数据是可信的。观察结果显示，该治疗方法是有效的。”内气在临床应用首次得到认可，并取得科研鉴定成果，从此打开聋哑治疗的禁区，填补了一项医学领域的空白。

1993年，先生在北京海淀走读大学中国传统文化学院担任教务院长期间，还开设了“以道成医”等课程，并留下了《医宗慧照心传》《以道成医》《中国丹医内疗神术》等衡真法本，言丹医脉络梗概洞真，愿后学法第众贤，有本所依，有法专修，使人颐养天年。先生于数十年的课徒授业中，亦将丹医一脉延流传宗，实证了以武入道、以道成医之途不虚也。

先生少时有诗：

医为艺海第一门，千古知遇不可寻。
未使水火会合处，怎识阴阳是此身。

火工迟迟周大甲

古人认识到人需要水谷滋养先天元气之过程，同时也深入地探讨如何去组建合理的饮食结构。如《素问·脏气法时论》云：“毒药攻邪，五谷为养，五果为助，五畜为益，五菜为充，气味合而服之，以补精益气。”极力主张药、谷、果、畜、菜配合以治病养生。是故修真之士皆重视服食之用，修真中的“食饵、药饵后演化为外丹，很少在外流传，鲜知世人，绝于世上”。

1996年，先生率徒子法孙沿袭五百年前老中华餐饮风格，建立了李真阳餐饮店，使古老的服食饮膳重现于社会。传统的“中华老味”系列有：九大名山十方丛林荤素菜肴、传统药膳、密传在宗风中的饵茶丹酒。

先生创办“中华老味”餐饮事业，是把起自远古秦汉、封真五百年之服食餐饮推向社会的第一步。先生在店中挥毫写下了“紫蒂金浆引仙乐，黄钟大吕唱长春”“千祖参贝叶，大地涌金莲”“三清佐菜、餐饮仙厨、烹蒸筵做、琼浆玉液、芝品金汤、清雅小酌、饵膳粥食、细烹三昧、六清不易、筵升羽客”等诸多文字。先生在传授餐饮之余，将菜肴亲自拍照，并将这些内容付之笔墨，以待时机付梓出版。

先生不仅精于菜肴制作，而且对餐饮中礼仪文化也颇有精研，在教课中亲自示范窜盘走桌，传授老中华餐饮格局，并板书次第。走桌窜盘，谓之“中华老味”之酒保，托盘上送菜肴，巡回徘徊在庭堂之内。诸位有次第上下，分顺逆，序老幼，别尊长，礼仁风之为。走桌而形成风格，餐饮中将残羹移下，清品继之，为窜盘，此成风采，形成专格之学。行走之时，五指张开，手臂置于肩头之上，平托托盘，此乃凌霄穿云掌；手臂置于胸前，乃为云雀式。随手法的变换不同，又演至仙人托盘，还有迎风换掌、童子迎灯。在传统艺业中，举手投足皆有功夫。“金刀三十六劈”为传统刀法，如柳金丝（高古游丝、金丝铁线）、削铁截（钉条丝沫）、飞云推（兰片、棱片、云片、海片），是仁真英侠隐绝学于餐饮之中的作为。完整的学识、真实的操修是艺业之真的钢筋铁骨。

餐饮之中有外丹之为，菜肴以阴阳五行而配伍，循先天之灵真，应后天之慧化，纳之以身。

传统餐饮分为六大类：血肉品、草木品、菜蔬品、灵芝品、香料品、金玉品。

传统水火杵磨十大项目：糕点、酥酪、膏露、清蒸、红烩、粉蒸、烤炸、溜炒、腌熏、焖炖。

道家服食药（丹·升降炼转，药·丸散膏丹汤）、饵（服食营养，营养五行配方，烹饪、刀花、手做、火候、料伍）、佐（小菜、粥、膏、点）、饮（六清：水、浆、酱、酏、醇、醴）、仪（表、境、服、具、陈、饰、装、嵌、镶、做、次第、品位、行程、亲疏、贵贱、先后）、礼（以姿见品）。

先生秉承丹道家密传，按照传统阴阳五行配伍，采用灵黄、珍珠粉、琼阳汁、冬虫夏草、肉芝等名贵药材制成了琼阳玉芝、琼阳玉液、琼阳玉瑞、五月红等丹药酒，饮用此酒直入丹田，可以大补真元，爽神醒脑。又以碧螺春、雪山飞龙、月魄蟾光、冰片、珍珠粉、西花、灵砂、天山雪、珍珠白、月满轮、玄砂独龙、闭月金针等原料制作了天山白雪、雪山飞龙、雪山樱红、盘龙飞雪、日月合璧（太极双花）、三星高照（三花宝彩）、白虹贯日（三台白龙饮）、独龙丹、太乙神锋、玉海冰轮、金香冷艳、玉壶香等独特的清灵茶饮。这些茶饮具有活血化瘀、明目爽神、止咳生津、益肝提神、养阴壮阳、温中除湿、宣通水土、开胃健脾、增强记忆、养元怡神、舒筋养心、安神醒脑的功效。

道家饵茶又称万灵如意饮，是先生秉承宗风，向世人畅说道家的丹药服食之饮膳。饵茶按旧说是修真之士坐洞闭关，“不食人间烟火”，行之于桃源，修真养性必备之物，乃秘传仙方。饵茶，集自然之物类，按之三才纳自然之灵真，相与配伍，四季所应之物不一相同，环境地点不同，所列之品类亦各成风姿。现用春夏相交之际所用之类予以畅说，其原料为：藕粉、芝麻、核桃、花生、冰糖、莲子粉、枸杞、果脯、马蹄粉、百合粉、人参、茯苓、紫石英、黄精、玉竹、寸冬、西洋参、珍珠粉、桂圆、海金砂、草乌、黄芪、松子仁、珠母、木耳、银耳。饵茶为道家所研之外丹之品类，化合人天，纳甲归真，其功效甚著：清火爽神、补肾健脑、除湿利水、宣化肝脾、润肺止咳、增强记忆、脱疮生肌、凉血美颜、润安脏腑、消食化气、温合阴阳、如意延年，调补房室心疾、神损暗亏、五劳七伤，久饮大补、消臃减肥、健身美容。

佐食与餐饮也像修真与武学那样在宗风中流传，九大名山、十方丛林的大德高真曾留下绝响，紧守洞天，五百年中形成独特的风格。混俗者为荤，清静者为素，这样一荤一素孕育了饮食文化的生命。

“济世渡人，积德行善，共结善缘，共成佛道”，世人久吟成习，“万善同缘”是人们所希之事。先生创办餐饮事业亦说：“半积阴功半修德，半经武法半延年。”这也是先生课守宗风，紧守洞天，继文武课业之实修实证之后，所走的又一条真实不虚的路。

天人造物呈规矩

天地之道，以阴阳二气而造化万物。不仅万物，世间之百艺诸作，亦莫不以之为律，也均是无形之道在有形之百艺诸作中的体现。先生昔年曾先后就职于吉林市工艺美术研究所和吉林市陶瓷研究所，在著述之余，应广大修持者的需要，亦组织力量，把部分九脉合真留下的洞天藏真现形再造，贡献给社会。这些珍品属于当年封真的故物，如今石壁洞开，重又弘传于世上。过去这种吉祥物类的流波，亦是前人在当年修为的涉猎中泛化于俗留下的影响。

以“传统丹道家饰文艺术”而言，这些人类灵性的文化表示，仅只是向天下有缘展示一个生命的萌芽。在完善自我的修为过程中，回顾《易经》“与天地合其德，与日月合其明，与四时合其序，与鬼神合其吉凶”之物语联想，灵性文化也在人与大自然相合鸣而产生相振，感而遂通。

先生制作出部分武林嫡传封金挂印谱文、七星尺、天符地节、桃镜、日月感灵印、偃月蟾光仪、摩天蟠龙神火剑、妃环杖等法具、镇物、兵器。按传统规范，这些法具镇物虽原料难得，调制时日难遇，但亦精益求精，使这些传统文化的瑰宝真正能造福于人类。

1994年夏秋相交之际，先生与学人弟子以精美绸缎装帧功谱四函。谱文作为宗风脉传的一个依据，重传于后世，是修法的必备之物，其中凝聚了前辈真尊法祖的修为、智慧与毅力。谱文册页是用旧传封金挂印的办法装帧的，保持了封真前的面貌。首页左侧的“统元楼藏真本”题额与右侧的封金印符，为先生精心刻制的木版水印，其中剑符为朱砂水印，蕴含了人天合一的震撼力。

以第一函刊印的四本谱文为例，内容如下：

1. 太乙元明灵真赋
2. 太乙修真元明密持谱文
3. 雪山飞龙派·圣赞莲花密持概谱
4. 少林真传法谛·老祖飞龙派神授概谱
   ·老祖飞龙铲八十一趟神授谱文

“‘天符地节’则是道家特有的风貌。古人认为自然界中的某种物象，经过特定的加工以后，可以具有某种特有的力量”，“如按旧说丹道家的诸多层次的专持都离不开‘符饰印信’，其物统以‘龙牌、虎符’而冠之”。修真的大德仁贤在专修的过程中，尝以桃木制为“天符地节”刺血佩身，制为“桃镜”以澄庭堂，裁桃木桃髓陈设室内以寓祯祥，涂敷灵砂外丹，以雄黄珍珠为眼开洞玄，施之有法，行之有术，以供修真，以设坛台，以仰天真。

此物类的制作，颇费精研，受干支、气候、季节的限制。先生亲自指导研制出少量的“桃木”和“桃镜”。这种桃木，有其专修的研制过程及使用方法，是以甲戌年三月三日所采的雷击桃木，于甲戌夏甲子的子、午二时，经过水火锻炼、外丹处理而制成，十分难得。

习禅者于诸佛之像存之在心，观今之佛像多见之华丽，失之端祥，先生不忍令此艺蒙尘，遂示以佛像造艺，留于后学。其独特的造像艺术尤以“金光佛”为典型代表，佛像面容清峻祥和，比例匀称，线条流畅。经过封金、挂印、装藏、开光后，内外合一，产生一种化合效应，使佛像真正地具备灵气。特别是装藏，按宗风来说，当为十玄大藏。其诸般作为，有别于世，展现出特有的艺术风姿。

先生在日本成田山见到密宗不动明王法像与般若神锋真形，作《真如明月图》，画弘法大师空海玄像。这些法像在日本以特殊的装帧形成了文化珍品，而那些专门研究佛学的专业学者出于对佛的敬仰，将其作为供奉本，同时还有课颂本与袖珍本。回国后，先生把这些内容按照古老的方式，专门制作出一批法物造像，续《雪山密笈》之传。

其中不动明王手握之剑为“摩火剑”，在中国的武林脉传中将其称为“摩天蟠龙神火剑”，武当剑学取名为“天龙神剑”。

“摩火剑”可以用来开发智慧、斩断烦恼，它象征着宇宙自然的力量。“天龙神剑”可以用来惩恶扬善，经研武学成一代宗风。“摩火剑”也曾经是历史悠久的一种文物，具有收藏、观赏价值。这种古朴的造型在日本的密教和中国密宗中也被修为中的法具所采用。先生还以笔墨传神，将当年“天龙神剑”“龙形大草”之剑谱重书旧作，装轴复真，使这一脉绝学得以传宗。

亦有武学中《神兵武库》的拳脚器械，就器械而升华，逐渐演化为修持宗风的宗传密示，转入诸宗脉持的仪器。先生亲自指导复制出其中部分鲜为人知的兵器，向社会展现了古老宗风独特真实的风貌。这诸多的艺术珍品，以它独有的方式形成了文化体系。

为著金编呈岁月

真正让人们认识正宗脉传的完整面貌，确是更为不易的。先生在长年的奔波之中，写下了无数的文字，本着严谨的治学态度，将自己的承习付之后学。

先生记忆力超群，身怀诸多失传或濒于失传之学。明·九脉合真后传有“一脉真谕”，使国术发展臻于巅峰，而后“留下统元楼藏真三千六百五十二卷，牙牌三千，神兵武库三千，楹语法典、手本刊刻、文韬武略、六艺三昧、丹砂炉火、古玩佩真……无不备存”。由明而后封真石壁，使古传之“真宗法律”、精良金编、古鉴养真之学，封法五百年之久，已成旧迹。虽有盖世之楷范，亦只可嫡延其宗，不能使世人泛知其博大，概闻其深邃，致使失传断代至今时。

这些鲜为人知的玄机密律真元大道的内容，只有具有九派至尊身份的人才可以有机会知道其中的隐奥，就像俗理那样：“只有他的子孙，才能把当年的掌故叙说”。故先生少年时就立下了

“欲写春山遍人间”的志愿，他深感使命之重，争暇持毫。直至1984年万轮甲子年，先生方著作刊本，将其脉传弘倡天下而泛波，使天下有缘一睹当年真颜。以期将这些几千年传统文化之精粹，留之世人，以告慰师辈，亦求无愧于古德先贤。

先生书作内容繁多，生前正式出版的著述达十八部之多：

《真元窥密》

《翰墨缘》

《真元宝笈》

《声律真诠》

《中国太极拳统真大典》

《中国循经太极拳二十四式》

《中国循经太极拳二十四式教程》

《李兆生禅诗百卷翰墨真迹》

《真元养生法》

《秘录注本·〈武当修真密笈〉诠编》

《老子三清大法》

《太乙修真元明密持大法》

《太乙显真密籍》

《统元楼印谱》

《修真图箓》

《太乙金编》

《如意太极拳》

《海石图》

统汇编入《统元楼藏真丛典》。内容涉及传统文化的各个领域，而又统一在“艺者，道之形也”的囊括之下，其中隐真“示流波法乳五千年，藏真元道妙万亿劫”，传统的文事与武学只是其中博大精深的典范而已。

在此仅以《修真图箓》中《御赐万全密示原本〈修真图〉》作一管窥：“《修真图》为隐于武林之龙虎堂藏本，以贤侠剑道之风貌呈真于世，是古人自身净化的蓝本。直揭修真之大要，既是文珍典籍，也是实修而达朝元冲举、登顶步霄之理想指南。”

先生长年笔耕不辍，分秒必争，留下了大量的书稿、诗文、笔记，并安排未来出版计划，待机缘成熟再行刊印。

这些著作倾注了先生毕生之神思心血，是传统宗风宏济的真种子，是“中华魂”的具体体现，更是先生“真人留有此范本，欲写春山遍人间”“梦中未忘依稀语，书罢此函即往还”的真实写照。

三千教化垂仁芾

先生除著作与文化交流之外的一项主要工作是培养学生弟子。先生应时代风烟弘法教化，早在1984 年出山之前，经诸位师尊许可，于从师自修之余，便开始授徒传功。

1984年万轮真甲子，先生正式出山，重开法境。时值“文革”之后，华夏文化百废待兴，脉学的宗风更因传承年代久远，一时让世人很难通达当年旧境。于是先生将这宗传法乳、深浅同源的学识泛而传之，通过海内外的学术交流及推广让世人渐识之，宗风的传播与发展初具规模，可谓“宗风弘宣，法境初示”。

1994年甲戌年，应天时神传启始，先生于北京理工大学开办了“龙虎神功 · 化神为气”神传班。是年，先生更数次起法，以“中华魂”为核心，将脉传宗风的传播推向一个新的高度。

先生秉笔荷担，授徒课教，为世人全方位地展开了传统文化的长卷，万法诸艺，令人叹为观止。为使宗风的种子遍撒天下，先生于北京、哈尔滨、南宁、大连、芜湖、广州、杭州、武当山等全国各地频繁开展教学活动，广纳弟子，有教无类。先生围绕“文以呈真，武以演道”的脉络，向人们揭示传统文化的内涵，叙说脉传的水流，随之泛波，而成江河之势。先生虽屡历困境，面对诸多磨难，却从未放弃，其中的辛劳，非亲历者不足以道尽。

2000年5月，先生应武当拳法研究会和《武当》杂志社之邀——“名师传真法，结缘武当山”，传授宗传武学。在四年的时间里，先生在武当山共举办六期丹经武学专修班，在全国引起很大反响，一时学之者众。

2002年，先生于京郊通州筹建了北京市循经太极拳培训中心，建立起一个有固定场所的独立教学机构。教学方式从短期教学转变为长期教学，随到随学，为大众了解学习宗风提供了更为便利的条件。

先生觉世宏道，门下弟子三千，使传统文化的精华，波泛海内外，不拘泥于传统师徒相授的模式，适应融合现代教育模式推广宗风学识。其时全国多所高校将“真元养生法”的内容收入到体育教学课程中，感染了大批青年学子追慕文化、践行传统，为宗风事业的弘扬储备了后备力量。1993年，先生来到北京海淀走读大学中国传统文化学院担任教务院长，在教学方面安排了系统全面的教学规划，理法并传、文武兼修。学生在这样的教育环境下，各方面都有了迅速的提高。

由于文化背景与社会环境的差异，人们面对传统文化也有着不同的接受能力。本着“有教无类”的古训，长期以来，先生亲自为学生授课带功，始终以宗风脉传为重，德化所及，感通异类。先生教化重心迹，不拘于形迹，因缘设法，随机化育，于日常生活之中激励教诲学人。

先生还从多方面关怀学生的学习和生活。对求知好学的学生，尽可能地满足他们的求知欲，并指导他们更快地前进。在武学修为之外，教学中还注重文化方面对学生的熏陶，期望学生在文武两方面都能有所造诣，使学生受益甚深，在智慧开发、武技演化与医疗实践等方面均有不可思议的进展。

先生在授课时曾表达了对学人的愿望："继往开来，弘扬传统文化，振兴民族精神；牢记祖师当年'为使天下众英豪益寿延年'的遗愿，作为宗风脉传的继承者应体现自己的拳拳之心，在新的时代要做出新的贡献。"

经过先生数十年的教化抚育，众多弟子学有所成。先生常问："马拉松的第一棒我跑了，难道第二棒还让我跑吗?"亦曾对弟子有言："扶上马，再送一程。"为使宗流脉传，师生相继，先生适时逐渐将教化演真的使命交递于后人，令弟子践行实证，自度度人，以成就济世之广材。先生则杜门修养，专心著书，避世隐真，实乃大君子风。

先生行教化之路，愿力宏深，道德高洁，治学严谨，持为一代宗风弘仁。先生是延源千古之中华精魂的代表，他的神魂早已与"中华魂"融为一体，万古云光，千年一脉，凝之神魂，成中华文化之重振不朽。

先生诗曰：

慈祖开真演大道，始昭金华统脉轮。
乾坤得位呈天地，师祖相承见性真。
天心不改方持久，元光自守存圆浑。
金甲仁尊辉圣教，遍撒华夷一片春。